妇儿常见疾病中西医诊疗

主编

程　均　宋　俊　王　峰　袁禄春　阮艳艳

中国轻工业出版社

图书在版编目（CIP）数据

妇儿常见疾病中西医诊疗 / 程均等主编. -- 北京：中国轻工业出版社，2025. 5. -- ISBN 978-7-5184-5341-2

I. R710.5；R720.5

中国国家版本馆 CIP 数据核字第 2024CD2774 号

责任编辑：赵　洁　　责任终审：高惠京　　设计制作：中文出版集团有限公司

策划编辑：付　佳　　责任校对：朱燕春　　责任监印：张京华

出版发行：中国轻工业出版社（北京鲁谷东街 5 号，邮编：100040）

印　　刷：北京君升印刷有限公司

经　　销：各地新华书店

版　　次：2025 年 5 月第 1 版第 1 次印刷

开　　本：710 × 1000　　1/16　　印张：16

字　　数：230 千字

书　　号：ISBN 978-7-5184-5341-2　　定价：60.00 元

邮购电话：010-85119873

发行电话：010-85119832　010-85119912

网　　址：http://www.chlip.com.cn

Email：club@chlip.com.cn

242301S2X101ZBW

编写人员名单

主　　编	程　均	萍乡市人民医院
	宋　俊	襄阳市中心医院(湖北文理学院附属医院)
	王　峰	佛山市南海区第七人民医院
	袁禄春	吉安市永丰县人民医院
	阮艳艳	北京市通州区中西医结合医院
副主编	马新卉	淄博市职业病防治院
	胡晓頔	首都医科大学附属北京妇产医院 北京妇幼保健院
	李拴玲	首都医科大学附属北京儿童医院
	吴　薇	常州市儿童医院
	张雯雯	常州市儿童医院
	何海珍	温州市人民医院　温州市妇幼保健院
	蔡中兰	抚州市黎川县人民医院
	刘安飞	绵阳市妇幼保健院　绵阳市儿童医院
	陈媛媛	温州市人民医院　温州市妇幼保健院
	王　艳	南平市第一医院

前　言

在现代医学快速发展的今天，妇儿疾病的诊疗仍然是一个重要而复杂的领域。妇儿健康不仅关系到个人的生活质量，更对家庭和社会的和谐稳定具有深远的影响。本书系统总结了妇儿常见疾病的诊疗要点，旨在为妇儿专业医师提供专业参考，也为大众读者提供相关知识科普。

本书共四章，涵盖新生儿常见疾病、儿科常见疾病、妇科常见疾病以及妇科常见肿瘤等方面。每一章都详细介绍了相关疾病的临床表现、诊断方法以及治疗策略。

第一章着重探讨早产儿治疗、新生儿呼吸窘迫综合征治疗以及新生儿黄疸治疗等常见问题。早产儿各器官发育尚未成熟，面临生存挑战，本章详细阐述早产儿的生理特点、常见并发症以及相应的治疗策略，并强调早产儿护理的重要性，旨在提高早产儿的生存率和生活质量。对于新生儿呼吸窘迫综合征，本章深入分析其发病机制、临床表现以及治疗手段，帮助读者更好地理解和掌握该疾病的诊疗要点。新生儿黄疸是新生儿期的常见疾病，本书对不同类型的黄疸进行了详细的分类，并提供了相应的治疗方案，强调早期诊断和干预的重要性。

第二章涵盖呼吸系统疾病、消化系统疾病、神经系统疾病、免疫系统疾病、传染性疾病、血液系统疾病以及内分泌系统疾病等儿科常见病的诊疗，对各类疾病的临床表现、诊断和治疗做了详细介绍。因受到中药剂型、给药方式以及中医特色疗法操作特点的限制，中医药在新生儿疾病的治疗中应用不多，但中医药疗法具有安全可靠、毒副作用少等优势，非常适合用于儿科疾病的治疗。因此本章特别突出中西医结合在儿科常见疾病治疗中的作用，旨在拓宽儿科临床诊疗思路，完善诊疗方法，提高疗效。

第三章系统介绍月经失调、阴道炎、子宫肌瘤、卵巢囊肿、子宫内膜异位症以及盆底功能障碍等常见妇科疾病的诊疗。本章对这些疾病的临床表现、诊断和治疗进行详细的阐述，并强调了早期诊断和干预的重要性。本章还强调多学科合作的重要性，除进行药物、手术等规范治疗外，还应注意对患者的生活方式、心理状况进行干预，以促进康复，提高患者生活质量。

第四章重点讨论宫颈癌、子宫内膜癌和卵巢癌这三种常见妇科恶性肿瘤的诊疗。对于每种肿瘤，都从病因与发病机制、临床表现、诊断与分期、治疗以及预后等方面进行了详细阐述，并结合最新研究成果，提供更全面、更有效的诊疗方案。本章还特别强调妇科肿瘤早期筛查和预防的重要性，并提供相应的筛查方法和预防措施，以期为读者提供更全面、更有效的参考。

近年来，随着生活方式的改变和医疗技术的进步，妇儿疾病的诊疗模式也在不断演变，对医师的专业知识和临床经验提出了更高的要求。本书力求将中西医结合的理念融入到妇儿常见疾病的诊疗实践中，在内容的编排上力求系统性与实用性相结合，既注重基础理论知识的讲解，又注重临床实践经验的总结。希望本书的出版能够为广大妇儿专业医师、科研人员及相关专业学生提供有效的借鉴和辅助，推动妇儿疾病中西医结合诊疗的发展，提高我国妇儿疾病的诊疗水平。

在本书的写作过程中，笔者得到了许多同仁和朋友的支持和帮助，在此表示衷心的感谢。同时，也希望广大读者在阅读本书后，能够提出宝贵的意见和建议，以便在今后的工作中不断改进和完善。

编者

2024年10月

目　录

CONTENTS

第一章　新生儿常见疾病

第一节　早产儿治疗

早产儿是指在妊娠满28周但不足37周之间出生的婴儿。早产儿在出生时身体发育尚未完全成熟,因此比足月儿面临更大的健康挑战和并发症风险。早产儿的生理和免疫系统都相对较弱,所以出生后需要特别的关注和护理。他们可能需要在医院接受一段时间的监护,以确保生命体征稳定,能逐渐适应外界环境。

一、重症监护

许多早产儿在出生后需要进入新生儿重症监护病房(Neonatal intensive care unit, NICU)。在这里,他们可以得到专业的护理和24小时监测。NICU内配备了先进的医疗设备,如恒温箱、呼吸机、监护仪和输液泵,帮助维持早产儿的生命体征。

二、呼吸支持

由于肺部尚未完全发育,许多早产儿会出现呼吸困难。常见的呼吸支持措施包括使用氧气罩、持续气道正压通气(Continuous positive airway pressure, CPAP)

和机械通气。这些设备可帮助早产儿维持正常的呼吸，减少呼吸窘迫综合征（Respiratory distress syndrome，RDS）的发生率。

三、营养支持

早产儿的消化系统尚未成熟，通常无法直接进行母乳或奶粉喂养。初期，他们可能需要通过全胃肠外营养（Total parenteral nutrition，TPN）来获得必要的营养素。随着消化系统的逐渐成熟，早产儿可以逐步过渡到胃肠道喂养，开始给予母乳或特殊配方奶粉。

四、体温管理

由于体温调节能力不足，早产儿很容易出现体温过低或过高的情况。在NICU中，早产儿通常被放置在保温箱内，确保他们的体温保持在正常范围。此外，护理人员会定时监测他们的体温并进行相应调整。

五、感染预防

早产儿的免疫系统发育不完全，易受感染。因此，严格的感染控制措施至关重要。护理人员会采用无菌技术，减少感染风险。此外，早产儿可能需要接种特定的疫苗，以增强免疫力。

六、黄疸治疗

早产儿容易出现黄疸，这是由于肝脏尚未完全发育成熟导致的胆红素代谢异常。光疗是常用的治疗方法，通过特定波长的光线帮助分解胆红素，降低黄疸水平。

七、药物治疗

早产儿可能需要使用各种药物来治疗或预防并发症。例如，使用肺表面活性物质来帮助肺部成熟，使用抗生素预防感染，使用药物治疗心脏问题等。

第二节　新生儿呼吸窘迫综合征治疗

新生儿呼吸窘迫综合征（Neonatal respiratory distress syndrome, NRDS）是一种严重威胁新生儿生命的呼吸系统疾病。这种疾病通常由于肺部发育不全，导致肺泡表面活性物质不足，肺泡不能维持在扩张状态，出现进行性肺泡萎陷，进而引发呼吸困难、发绀、呻吟等一系列症状。由于其病情发展迅速，对新生儿的生命构成极大威胁，因此，对 NRDS 的治疗必须迅速且深入。

一、治疗方法

（一）一般治疗

NRDS 的一般治疗主要包括保温、镇静、营养支持和维持水电解质平衡。保温是首要任务，因为新生儿的体温调节中枢尚未发育完善，易受外界环境影响。适当的镇静可以减少新生儿的氧耗，缓解呼吸困难。营养支持和维持水电解质平衡对于维持新生儿的正常生理功能至关重要，需要通过适当喂养和静脉输液来实现。

（二）氧疗

由于 NRDS 患儿肺部通气功能障碍，导致血氧饱和度降低，因此需要给予足够的氧气支持。但氧疗时需严格控制氧浓度，避免发生氧中毒。一般推荐使用经鼻导管或面罩给氧，并监测血氧饱和度以便随时调整氧疗方案。

1.氧疗方法

(1)鼻导管吸氧:对于轻症患儿,可选用鼻导管进行吸氧。通过鼻导管将氧气直接输送到新生儿的鼻腔内,以维持其正常的血氧饱和度。

(2)面罩吸氧:对于病情稍重的患儿,可使用面罩进行吸氧。面罩吸氧能够提供更大的氧气流量,更有效地改善患儿的缺氧状况。

(3)头罩吸氧:在某些特殊情况下,医生可能会选择使用头罩进行吸氧。头罩能够覆盖新生儿的头部和口鼻,确保氧气充分进入肺部。

2.氧疗要点

(1)维持血氧饱和度:在氧疗过程中,医生需要密切监测新生儿的血氧饱和度,确保其维持在正常范围内。一般来说,经皮血氧饱和度应维持在95%~99%。

(2)控制氧分压:吸氧时应控制氧分压,使其维持在适当范围内。通常建议将氧分压维持在60~90 mmHg(1mmHg ≈ 0.133kPa)。

(3)避免高浓度氧:虽然高浓度氧能够迅速改善缺氧状况,但长时间使用可能会导致新生儿视网膜病变等并发症。因此,在氧疗过程中应避免长时间使用高浓度氧。

(4)保持呼吸道通畅:在氧疗过程中,医生需要确保新生儿的呼吸道保持通畅。要注意及时清理患儿口鼻咽及呼吸道的分泌物,避免分泌物阻塞呼吸道。

(5)监测病情变化:在氧疗过程中,医生需要密切监测新生儿的病情变化,包括呼吸频率、心率、体温等指标。如发现病情恶化或出现并发症,应及时采取相应措施进行治疗。

(三)辅助通气

对于病情较重的NRDS患儿,可能需要进行辅助通气治疗。常用的辅助通气方式包括CPAP和机械通气。CPAP可以维持肺泡稳定,防止肺泡萎陷;而机械通气则可以通过呼吸机辅助呼吸，减轻患儿呼吸肌的负担。在选择辅助通气方式时，需根据患儿病情和医院设备条件来决定。

1.辅助通气的方法

(1)呼吸机辅助治疗：适用于氧分压低于50mmHg，二氧化碳分压高于60mmHg，情况严重或药物治疗无效出现呼吸暂停的患儿。通过呼吸机进行辅助通气治疗，维持患儿的正常通气功能。

(2)CPAP：对于存在新生儿呼吸窘迫综合征高危因素的早产儿，出生后早期应用持续气道正压通气，可减少肺表面活性物质的应用及气管插管。压力通常为3~8cmH_2O（1 cmH_2O ≈ 98.064Pa），新生儿呼吸窘迫综合征至少保证6cmH_2O，但一般不超过8~10cmH_2O。气体流量最低为患儿3倍的每分通气量或5L/min，吸入气体中的氧浓度分数则根据动脉血氧饱和度进行设置和调整。

(3)控制性机械通气：近年来，由于肺表面活性物质普遍应用于新生儿呼吸窘迫综合征，使得机械通气参数较前降低，机械通气时间明显缩短。目前国内外尚无统一标准，需要根据患儿的具体情况进行调整。

(4)补救治疗：对于控制性机械通气治疗失败的新生儿呼吸窘迫综合征患儿，高频通气可作为补救治疗。

2.辅助通气的注意事项

(1)密切监测患儿的生命体征，如呼吸频率、心率、血氧饱和度等，确保通气效果。

(2)根据患儿的具体情况选择合适的通气模式、压力和流量，避免过度通气或通气不足。

(3)注意气道的管理，保持气道的通畅和湿化，避免分泌物阻塞气道。

(4)定期进行血气分析，评估通气效果，及时调整通气参数。

（四）药物治疗

1.表面活性物质替代治疗

表面活性物质替代治疗是 NRDS 治疗的核心方法。表面活性物质是一种由Ⅱ型肺泡细胞分泌的磷脂蛋白复合物，主要功能是降低肺泡表面张力，防止肺泡在呼气时塌陷。早产儿由于肺部发育不完全，表面活性物质生成不足，导致 NRDS 的发生。通过气管内注射外源性表面活性物质，可以迅速补充缺乏的表面活性物质，改善肺功能。

（1）常用的表面活性物质制剂按照来源可分为天然来源与合成的表面活性物质两类。①天然来源的表面活性物质：贝拉克坦（Beractant），从牛肺提取，含有磷脂、蛋白质和其他表面活性物质成分。卡尔法坦（Calfactant），从牛肺洗液中提取，含有丰富的磷脂和蛋白质。猪肺磷脂（Poractant Alfa），从猪肺提取，含有高浓度的磷脂和特定的蛋白质。②合成的表面活性物质：Lucinactant，一种合成的磷脂蛋白复合物，不含动物成分，适用于对动物来源制剂过敏的患儿。

（2）表面活性物质替代治疗的使用方法：表面活性物质通常在出生后数小时内首次给予，随后根据病情需要重复使用。典型的给药方法是通过气管插管直接注射到肺部，确保药物迅速分布到肺泡表面。给药过程中需要密切监测患儿的呼吸状况和血氧饱和度，及时调整治疗方案。

2.糖皮质激素

糖皮质激素在 NRDS 的预防和治疗中有着重要应用。糖皮质激素能够促进胎儿肺部发育，增加表面活性物质的生成，减少 NRDS 的发生率和严重程度。

（1）产前使用：对于存在早产风险的孕妇，通常在分娩前 48 小时至 7 天内给予糖皮质激素，如地塞米松（Dexamethasone）或倍他米松（Betamethasone）。

研究表明,产前使用糖皮质激素可以显著降低早产儿 NRDS 的发生率和新生儿死亡率。

(2)产后使用:对于某些严重 NRDS 患儿,产后使用糖皮质激素也可能有帮助,但需谨慎使用。产后糖皮质激素的使用应根据患儿的具体病情和风险评估决定,要考虑潜在的不良反应,如感染风险增加、神经系统发育问题等。

3. 支气管扩张剂

支气管扩张剂可用于缓解气道痉挛,改善气道通畅度,促进呼吸功能。对于有气道痉挛或慢性肺部疾病的 NRDS 患儿,支气管扩张剂可能有一定疗效。

常用的支气管扩张剂有沙丁胺醇和异丙托溴铵两种。

沙丁胺醇(Salbutamol):通过吸入或口服给药,缓解气道痉挛,改善气道阻力。

异丙托溴铵(Ipratropium bromide):通过吸入给药,松弛支气管平滑肌,阻断副交感神经引起的气道收缩,改善气流。

4. 抗生素

早产儿免疫系统发育不完全,容易感染。因此,NRDS 患儿常常需要预防性使用抗生素,特别是在存在感染风险的情况下。抗生素的选择应基于感染类型和病原体特性,通常采用广谱抗生素,如头孢菌素或氨基糖苷类抗生素。

抗生素的使用可分为预防性和治疗性。

(1)预防性使用:在有感染风险的情况下,如羊水污染、母亲感染史等,早期给予抗生素预防感染。

(2)治疗性使用:对于已经确诊的感染,根据病原体特性选择合适的抗生素,并根据治疗效果及时调整用药。

5. 其他辅助药物

(1)利尿剂：利尿剂如呋塞米(Furosemide)可用于平衡体液，减少肺水肿，改善肺部通气。使用利尿剂时需要严格监测电解质平衡和肾功能，以防止脱水和电解质紊乱。

(2)维生素 A：维生素 A 有助于维持上皮细胞的完整性和正常功能，对于预防和治疗早产儿慢性肺病(如支气管肺发育不良)有一定效果。常规补充维生素 A 可以减少严重 NRDS 并发症的发生。

(3)咖啡因：咖啡因主要用于治疗新生儿呼吸暂停，但对于某些 NRDS 患儿，咖啡因的刺激作用也可以促进呼吸驱动，改善呼吸状况。

(五)纠正酸中毒

酸中毒是 NRDS 常见的并发症之一。由于呼吸困难导致二氧化碳排出受阻，新生儿体内酸性物质堆积，引起酸中毒。酸中毒会加重病情，影响治疗效果。因此，在治疗过程中要密切监测新生儿的血气分析指标，如 pH 值、动脉血氧分压等，根据病情及时纠正酸中毒。一般可使用碳酸氢钠等药物进行治疗。

二、预防措施

NRDS 的发生与多种因素有关，包括早产、母亲妊娠糖尿病、剖宫产等。因此，针对这些因素采取相应的预防措施是降低 NRDS 发病率的重要手段。例如，对于早产儿，可通过提前使用肺表面活性物质替代剂来预防 NRDS 的发生；对于妊娠糖尿病产妇产下的新生儿，需加强血糖监测和控制；对于通过剖宫产产下的患儿，需加强术后护理和监测。此外，孕妇在孕期还应注意营养均衡、避免感染等，以降低 NRDS 的发生风险。

三、护理要点

(一)呼吸道管理

NRDS 患儿的呼吸道管理至关重要。要定期清理呼吸道分泌物,保持呼吸道通畅;同时,需注意呼吸道的湿化和加温,以减少呼吸道黏膜的刺激和损伤。

(二)体位管理

NRDS 患儿应取半卧位或侧卧位,以减少肺部压迫和呼吸困难。同时,需定期更换体位,以避免长时间压迫同一部位导致皮肤损伤。

(三)喂养护理

NRDS 患儿的喂养需根据具体病情和医院条件来决定。病情较轻的患儿,可尝试母乳喂养或配方奶喂养;病情较重的患儿,则需采用肠道外营养支持。在喂养过程中,需注意控制喂养量和喂食速度,避免呛咳和误吸。

(四)病情观察

NRDS 患儿的病情变化快速且复杂,因此需加强病情观察。要密切监测患儿的呼吸、心率等生命体征以及血氧饱和度,同时还需注意观察患儿的皮肤颜色、精神状态等,以便及时发现并处理异常情况。

第三节 新生儿黄疸治疗

新生儿黄疸主要是由于血液中胆红素水平升高，导致皮肤、黏膜和巩膜黄染。胆红素是红细胞在代谢过程中的产物，正常情况下会通过肝脏进行代谢，并通过肠道排出体外。但由于新生儿肝脏功能尚未发育完全，肠道功能不成熟，导致胆红素代谢和排泄受到影响，进而引发黄疸。

一、新生儿黄疸的分类

新生儿黄疸大致可以分为生理性和病理性两种。

（一）生理性黄疸

生理性黄疸是新生儿期最常见的黄疸类型，通常发生在出生后 2~3 天，并在出生后 2 周左右逐渐消退。对于早产儿，生理性黄疸的持续时间可能会稍长，需要 3~4 周才能完全消退。

生理性黄疸的发生与新生儿胆红素代谢的特点有关。新生儿在出生后，由于红细胞破坏增多，导致胆红素生成增加；同时，新生儿的肝脏功能尚未完全发育，对胆红素的代谢和排泄能力较弱，使得胆红素在体内堆积，引起黄疸。生理性黄疸通常不需要特殊治疗，只需密切观察黄疸的进展情况，确保患儿得到充足的喂养和水分摄入，以促进胆红素的排泄。

（二）病理性黄疸

病理性黄疸通常在出生后 24 小时内出现，或者在出生后 2 周（早产儿为 3~4 周）内黄疸持续加重或消退后又重新出现。病理性黄疸的发生可能与多种因素有关，如母婴血型不合、感染、窒息、缺氧等。

（1）母婴血型不合：当母亲的血型为 O 型，而胎儿的血型为 A 型或 B 型时，容易发生母婴血型不合。这种情况下，胎儿的红细胞在母体内被破坏，释放大量的胆红素，导致新生儿出现黄疸。母婴血型不合引起的黄疸通常在出生后 24 小时内出现，且黄疸程度较重，需要积极治疗。

（2）感染：新生儿期感染是引起病理性黄疸的常见原因之一。感染可能导致红细胞破坏增多，胆红素生成增加；同时，感染还可能影响肝脏功能，使胆红素代谢和排泄受阻。感染引起的黄疸通常在出生后数天内出现，且黄疸程度逐渐加重。治疗时需针对感染原进行抗感染治疗，并密切观察黄疸的进展情况。

（3）窒息、缺氧：新生儿窒息和缺氧也可能导致黄疸。窒息和缺氧会损害新生儿的肝脏和红细胞，导致胆红素代谢和排泄障碍。这种情况下的黄疸通常在出生后数小时内出现，且黄疸程度较重。治疗时需针对窒息和缺氧的原因进行积极治疗，并密切观察黄疸的进展情况。

二、新生儿黄疸的症状与诊断

（一）症状

新生儿黄疸的症状主要体现在皮肤和黏膜的色泽变化上。正常情况下，新生儿的皮肤应呈现粉红色或浅红色。当黄疸出现时，皮肤和黏膜会呈现出黄色或橙黄色，这种变化通常从面部开始，逐渐蔓延至躯干和四肢。同时，黄疸还可能导致新生儿的巩膜（眼白）变黄。

除了皮肤和黏膜的色泽变化外，新生儿黄疸还可能伴随其他症状，常见症状如下。

（1）食欲下降：黄疸可能导致新生儿食欲不佳，吃奶量减少。

（2）精神萎靡：黄疸严重时，新生儿可能表现出精神萎靡、嗜睡或烦躁不安等症状。

（3）大便颜色改变：正常新生儿的大便应为黄色或黄绿色，而黄疸患儿的大便可能呈现灰白色或陶土色。

值得注意的是，新生儿黄疸的症状轻重程度因个体差异而不同。部分新生儿可能仅表现为轻微黄疸，而无其他症状；也有部分患儿则可能出现严重的黄疸症状，甚至危及生命。

（二）诊断

新生儿黄疸的诊断主要依据病史、临床表现和实验室检查。在新生儿出生后2~3天，若出现皮肤和黏膜的黄染现象，应考虑为新生儿黄疸。此时，医生通常会进行以下检查以明确诊断。

（1）体格检查：医生会对新生儿的皮肤、黏膜、巩膜进行仔细检查，评估黄疸程度和范围。

（2）血清胆红素测定：通过测定血清中胆红素的含量，可以了解黄疸的严重程度和类型。一般来说，血清胆红素水平超过正常范围即可诊断为黄疸。

（3）血型检查：对于疑似母婴血型不合引起的黄疸，医生会进行血型检查以明确是否存在血型不合的情况。

（4）其他实验室检查：根据患儿的病情，医生还可能进行血常规、尿常规、肝功能等其他实验室检查以评估病情和制订治疗方案。

需要注意的是，新生儿黄疸的诊断应在医生的指导下进行。家长在发现新生儿出现黄疸症状时，应及时就医并告知医生相关病史和症状表现，以便医生进行准确的诊断和治疗。

三、新生儿黄疸的治疗方法

生理性黄疸一般不需要特殊治疗，但如果黄疸程度过高或持续时间过长可能需要治疗。病理性黄疸要结合病因、症状和相关病史进行治疗。

（一）光照疗法

1.疗法原理

光照疗法治疗新生儿黄疸的原理是胆红素能够吸收光线从而改变其分子结构，使其更易于通过尿液和粪便排出体外。蓝光和绿光对胆红素的作用最为显著，因此，在光照疗法中常使用这两种波长的光线。当患儿暴露在蓝光或绿光下时，皮肤浅层的胆红素在光的作用下会转变为一种能够迅速从胆汁和尿液中排出的水溶性异构体，进而降低血液中胆红素的浓度，缓解黄疸症状。

2.准备物品

（1）光疗箱或光疗毯：用于提供稳定的光源，确保患儿能接受到足够的光照。

（2）护目镜：保护患儿的眼睛免受光线刺激。

（3）尿布：保持患儿下身的清洁与干燥。

（4）温度计和湿度计：监测光疗箱或光疗毯内的温度和湿度，确保环境舒适。

（5）生理盐水：用于清洁患儿的眼睛和皮肤。

3.操作步骤

（1）将患儿放入已预热至适宜温度的光疗箱或光疗毯中，确保其全身暴露在光线之下。

（2）给患儿佩戴护目镜以保护眼睛。

（3）定时更换尿布，保持患儿下身的清洁与干燥。

（4）定时使用生理盐水清洁患儿的眼睛和皮肤，防止感染。

（5）监测光疗箱或光疗毯内的温度和湿度，确保环境舒适。

4.注意事项

（1）光照疗法期间需密切观察患儿的反应，如出现皮疹、发热等不良反应，应立即停止治疗。

（2）患儿接受光照时应裸露全身，要注意保持适宜的温度和湿度，避免受凉或过热。

（3）患儿需佩戴护目镜以保护眼睛免受光线刺激。

（4）光照疗法期间要确保患儿得到充足的母乳喂养或配方奶喂养。

（5）光照疗法结束后，需继续观察患儿的黄疸情况，如症状持续或加重，需及时就医。

5. 照射时长与照射强度

照射时长与照射强度需根据新生儿的病情和医生的判断来确定。一般来说，光照疗法的照射时长为24~48小时，但具体时间可能因患儿病情而异。照射强度也需根据患儿的年龄、体重和病情进行调整，以确保治疗效果并避免不良反应。

6. 禁忌

对于患有溶血性疾病、先天性胆道闭锁等疾病的患儿，应慎用或禁用光照疗法。同时，早产儿或病情严重的患儿也需慎用光照疗法。

（二）药物疗法

1. 药物治疗的适应证

药物治疗主要用于以下几种情况。

（1）病理性黄疸：包括早发性黄疸、血型不合溶血、新生儿败血症等。

（2）持续性黄疸：黄疸持续时间超过生理性黄疸的正常范围。

（3）高胆红素血症：胆红素水平达到或接近需要干预的标准。

2. 常用药物

（1）苯巴比妥（Phenobarbital）：是一种巴比妥类镇静剂，具有诱导肝微粒体酶活性的作用，能加速胆红素的代谢和排泄。

作用机制：通过诱导肝微粒体酶，增加胆红素的代谢和排泄。

使用方法：通常在出生后 24 小时内开始使用，每天 1~2 次，持续 3~5 天。剂量根据患儿体重和病情调整。

不良反应：可能引起嗜睡、呼吸抑制和食欲下降，长期使用还可能导致依赖和戒断反应。

（2）白蛋白：用于高胆红素血症伴有低白蛋白血症的患儿。

作用机制：白蛋白具有高亲和力，可与胆红素结合，减少未结合胆红素的毒性。

使用方法：静脉注射，根据患儿体重和胆红素水平调整剂量，通常每千克体重 0.5~1 克。

不良反应：可能引起过敏反应和体液过多，需监测体液平衡和电解质水平。

（3）静脉注射免疫球蛋白（Intravenous immunoglobulin，IVIG）：主要用于免疫性溶血导致的高胆红素血症，如母婴血型不合。

作用机制：IVIG 通过抑制抗体的活性从而减少溶血，降低胆红素生成。

使用方法：静脉注射，剂量为 0.5~1 克 / 千克体重，每 12~24 小时一次。通常只需一次治疗，但严重病例可能需要多次。

不良反应：可能引起过敏反应、发热和血栓形成，需密切监测。

（4）酪氨酸激酶抑制剂：如西罗莫司（Sirolimus），可用于治疗某些肝病相关的黄疸。

作用机制：抑制胆红素的生成，促进其排泄。

使用方法：口服或静脉注射，根据病情调整剂量。

不良反应：可能引起肝功能异常、血小板减少和感染风险增加。

（5）肾上腺皮质激素：如地塞米松可用于一些特定类型的黄疸，如肝炎相关黄疸。

作用机制：通过抗炎和免疫抑制作用减少胆红素生成。

使用方法：口服或静脉注射，根据病情调整剂量。

不良反应：长期使用可能引起免疫抑制、胃肠不适和骨质疏松。

（三）换血疗法

1. 换血目的

新生儿黄疸的换血疗法是一种紧急治疗措施，其主要目的在于迅速降低患儿体内过高的胆红素水平，防止胆红素脑病的发生，挽救患儿生命，并减少因黄疸过高造成的长期后遗症。

2. 指征

换血疗法主要适用于以下情况。

（1）血清胆红素水平迅速升高，超出光疗范围，且预测可能发生胆红素脑病者。

（2）已确诊为胆红素脑病或怀疑为胆红素脑病早期者。

（3）患儿存在严重溶血，且病情发展迅速，其他治疗措施无法有效控制者。

3. 操作流程

（1）术前准备：对患儿进行全面的评估，包括生命体征、凝血功能、血型等。选择合适的供血者，并进行血型匹配和交叉配血试验。准备好所需的设备和药品，如输血器、血袋、生理盐水、肝素等。

（2）换血操作：在严格的无菌操作下，通过外周动静脉同步换血或脐静脉插管换血的方式，将患儿体内的血液部分或全部置换为供血者的新鲜血液。换血过程中需密切观察患儿的生命体征和病情变化，及时调整输血速度和输血量。

（3）术后观察：换血结束后，需继续观察患儿的生命体征、胆红素水平等指标，确保病情稳定。如有异常情况发生，需及时采取相应的治疗措施。

4. 注意事项

（1）换血疗法需在专业医生的指导下进行，确保操作过程规范、安全。

（2）术前需对患儿进行全面的评估，了解患儿的病情和身体状况，确保换血疗法的适用性和安全性。

（3）选择合适的供血者，并进行血型匹配和交叉配血试验，以避免输血反应的发生。

（4）换血过程中需密切观察患儿的生命体征和病情变化，及时调整输血速度和输血量。

（5）术后需继续观察患儿的生命体征、胆红素水平等指标，确保病情稳定。

5. 病情观察

换血后4~6小时，是最为关键的时期。医护人员需密切监测患儿的生命体征，包括体温、脉搏、呼吸、血压等，以及胆红素水平的变化。同时，需注意观察患儿的皮肤颜色、精神状态、食欲等变化，如有异常情况发生，需及时采取相应的处理措施。

6. 效果

换血疗法能够迅速降低患儿体内过高的胆红素水平，减轻黄疸症状，防止胆红素脑病的发生。同时，通过置换血液中的有害物质和代谢废物，可以改善患儿的血液循环和代谢状态，有助于促进患儿的恢复。然而，换血疗法存在一定的风险和并发症，如输血反应、感染、电解质紊乱等，因此需在专业医生的指导下进行，并加强术后的观察和护理。

（四）支持治疗

在新生儿黄疸的治疗过程中，支持治疗同样重要。它主要包括保证患儿充足的营养摄入和水分补充，以及保持良好的卫生环境。通过支持治疗，可以增强患儿的免疫力和抵抗力，有助于促进黄疸消退和身体恢复，避免感染和其他并发症的发生。

（五）病因治疗

针对引起新生儿黄疸的病因进行治疗也是关键。不同病因导致的黄疸需要采取不同的治疗方法。例如，对于溶血性黄疸，需要积极治疗溶血性疾病；对于胆道闭锁引起的黄疸，需要采取手术治疗等。因此，在治疗新生儿黄疸时，医生会对患儿的病因进行全面评估，并根据病因制订相应的治疗方案。通过消除病因或控制病情发展，可以有效地促进黄疸消退。

四、预防与家庭护理

（一）孕期预防

（1）合理饮食：孕妇在怀孕期间应保证均衡饮食，摄入足够的维生素、矿物质和蛋白质，避免营养不良。

（2）避免感染：孕妇应注意个人卫生，避免与生病的人接触，勤洗手，减少新生儿出生后感染的风险。

（3）合理用药：孕妇在怀孕期间应避免使用可能对胎儿肝脏产生损害的药物，如必须使用某些药物，应在医生指导下使用。

（二）降低早产风险

早产是新生儿黄疸的一个风险因素，因此孕妇应采取以下措施降低早产的风险。

（1）定期产检：孕妇应定期进行产前检查，及时了解胎儿和自身的健康状况。

（2）避免过度劳累：孕妇在怀孕期间应避免过度劳累，保证充足的休息和睡眠。

（3）治疗合并症：如有妊娠高血压、妊娠糖尿病等，应积极治疗，以降低早产的风险。

（三）及时喂养

（1）母乳喂养：母乳喂养是预防新生儿黄疸的有效措施之一。母乳中含有多种抗体和营养物质，有助于提高新生儿的免疫力，完善肝脏功能。

（2）频繁喂养：新生儿出生后应尽早开始喂养，并尽量保持频繁的喂养，以促进胎便的排出和胆红素的代谢。

（四）光线照射

适当的光线照射有助于新生儿黄疸的消退。在自然光或特定波长的光线下，胆红素能够转化为易排出的形式。因此，家庭护理应注意以下几点。

（1）保持室内光线充足：新生儿房间应保持明亮，避免过度阴暗。

（2）多晒太阳：在阳光充足的日子里，可以适当将新生儿暴露在阳光下，但要避免阳光直射和过度暴露。

（五）补充水分

新生儿黄疸期间，适当补充水分有助于增加尿量，促进胆红素的排泄。

（1）母乳喂养：母乳喂养的新生儿通常不需要额外补充水分，但如果天气炎热或新生儿出汗较多，可适当增加母乳喂养次数或给予少量水。

（2）配方奶喂养：配方奶喂养的新生儿应确保按照说明书正确配制奶粉，并根据新生儿的需要调整喂养量。

（六）预防性服药

在某些情况下，医生可能会根据新生儿的具体情况，建议使用一些预防性药物来降低黄疸的风险。但是需要注意，预防性服药应在医生的指导下进行，切忌自行购买和使用药物。

第二章　儿科常见疾病

第一节　呼吸系统疾病

呼吸系统疾病是儿科中非常常见的一类疾病，包括简单的上呼吸道感染及更复杂的肺部疾病。

一、上呼吸道感染

上呼吸道感染是指病原体侵犯鼻、咽、喉等部位时，引起的急性炎症反应。它主要由病毒引起，特别是鼻病毒、呼吸道合胞病毒、流感病毒等。病毒感染可能会继发细菌感染，如溶血性链球菌、肺炎球菌等。

（一）症状

（1）鼻部症状：鼻塞、流鼻涕、打喷嚏等。这些症状是鼻部感染的主要表现。

（2）咽喉症状：如咽喉疼痛、咽痒等，通常伴随发热和咳嗽。

（3）扁桃体症状：如扁桃体发炎甚至化脓，除了咽部疼痛外，还可能出现高热不退的现象。

（4）全身症状：如头痛、发热等，这些都是机体对病原体的反应。

（二）发病时间和频率

上呼吸道感染没有固定的发病时间，全年任何时候都可以发病。但在秋冬季和春季气温变化较大时，发病率通常较高。婴幼儿是本病的高发群体，且每个人发病次数也不固定，可能多次发病。

（三）病原学

上呼吸道感染的病原体主要包括各种病毒和细菌。据研究，90% 以上的上呼吸道感染是由病毒引起的，而细菌感染通常继发于病毒感染。

（四）治疗

通过中西医结合的治疗方式，加上合理的预防和调理措施，可以更有效地治疗儿童上呼吸道感染，减轻不适症状。

1. 西医治疗

（1）对症治疗：①解热镇痛。对于发热、头痛的儿童，可给予解热镇痛药，如对乙酰氨基酚或布洛芬。②止咳祛痰。对于咳嗽、有痰的儿童，可使用止咳祛痰药物，如氨溴索或右美沙芬。③抗过敏。对于伴有过敏症状的儿童，如鼻塞、流涕等，可使用抗过敏药物，如扑尔敏或氯雷他定。

（2）病因治疗：①抗病毒治疗。对于明确由病毒引起的上呼吸道感染，可使用抗病毒药物，如奥司他韦或利巴韦林。②抗菌治疗。如果怀疑或确定继发细菌感染，可适当使用抗菌药物，如阿莫西林克拉维酸钾或头孢克肟。

2. 中医治疗

中医治疗儿童上呼吸道感染注重辨证施治，通过调理体内环境，增强抵抗力，达到治疗目的。

（1）辨证施治：①风寒型。症状多为恶寒发热、鼻塞流清涕、咳嗽痰白等，治疗以发散风寒、宣肺止咳为主，常用方剂有麻黄汤、桂枝汤等。②风热型。症状多为发热重、鼻塞、流浊涕、咳嗽痰黄等，治疗以清热解毒、宣肺止咳为主，常用方剂有银翘散、桑菊饮等。

（2）中成药治疗：根据辨证施治的原则，可以选择相应的中成药进行治疗，如风寒感冒颗粒、风热感冒颗粒等。

（3）中医外治法：①拔罐。通过拔罐的方式，刺激穴位，达到祛风散寒、通经活络的目的。②推拿。通过推拿手法，刺激经络穴位，促进气血流通，缓解咳嗽、鼻塞等症状。

（五）预防

（1）均衡饮食：保证孩子获得足够的营养，以增强其免疫力。

（2）适当锻炼：增强孩子的体质和抵抗力。

（3）注意个人卫生：教育孩子养成良好的卫生习惯，如勤洗手、不随地吐痰等。

（4）避免去拥挤场所：在流感高发季节尽量避免前往人流密集的地方。

二、支气管炎

支气管炎通常由病毒或细菌感染引起，是一种常见的呼吸道疾病，可分为急性支气管炎和慢性支气管炎，绝大多数儿童易患急性支气管炎。

（一）症状

（1）咳嗽：通常表现为干咳或刺激性咳嗽，病情加重时可能会有痰。

（2）呼吸急促：由于支气管内的炎症和痰液堵塞，儿童可能会感到气短或呼吸急促。

（3）发热：随着病情加重，儿童可能会出现发热、全身乏力的症状。

（4）食欲下降：由于身体不适和疲劳等因素，儿童常出现食欲下降、口渴等症状。

（5）呼吸困难：当病情逐渐加重时，儿童容易出现呼吸困难、喘息、哮喘等症状，还可能表现为呼吸时伴有哮鸣音。

（二）治疗

1. 西医治疗

西医治疗儿童支气管炎通常采用药物治疗的方法，旨在缓解症状、控制感染和预防并发症。

（1）药物治疗：①止咳药。对于咳嗽症状明显的儿童，可以使用止咳药来缓解。常用的止咳药包括右美沙芬等。②祛痰药。对于痰液较多的儿童，可以使用祛痰药来帮助痰液排出。常用的祛痰药包括乙酰半胱氨酸、氨溴索等。③抗生素。如果儿童支气管炎是由细菌感染引起的，可用抗生素进行治疗。常用抗生素包括青霉素类、头孢菌素类等。在使用抗生素时，需要严格遵医嘱，避免出现过敏或其他不良反应。④解热镇痛药。对于伴有发热的儿童，可以使用解热镇痛药来降低体温。常用的解热镇痛药包括对乙酰氨基酚、布洛芬等。

（2）雾化治疗：雾化治疗是将药物通过雾化器转化为雾状微粒，让儿童吸入呼吸道内，直接作用于病变部位。雾化治疗可以稀释痰液、缓解咳嗽和气喘等症状，对于儿童支气管炎的治疗有一定效果。常用雾化药物包括沙丁胺醇、布地奈德等。

（3）支持治疗：①补充水分。鼓励儿童多喝水，保证充足的水分摄入，有助于稀释痰液和缓解咳嗽症状。②休息和营养。保证充足的休息和营养摄入，有助于身体恢复和提高免疫力。

2. 中医治疗

（1）辨证施治：①风寒型。主要表现为恶寒发热、无汗、头痛、咳嗽痰白等。治疗原则为发散风寒、宣肺止咳，常用方剂有麻黄汤、桂枝汤等。②风热型。主要表现为发热重、咳嗽痰黄、咽痛口渴等。治疗原则为清热解毒、宣肺止咳，常用方剂有银翘散、桑菊饮等。③痰湿型。主要表现为咳嗽痰多、胸脘痞闷、苔腻脉滑等。治疗原则为燥湿化痰、宣肺止咳，常用方剂有二陈汤、三子养亲汤等。

（2）中成药治疗：风寒型可以选择风寒感冒颗粒，风热型可以选择风热感冒颗粒等。中成药具有服用方便、不良反应小的优点，适合儿童使用。

（3）中医外治法：①推拿按摩。通过按摩相关穴位，有助于疏通经络、促进气血循环，从而缓解支气管炎的症状。②拔罐疗法。拔罐可以刺激穴位和经络，达到祛风散寒、通经活络的目的，对于缓解支气管炎的咳嗽、气喘等症状有一定效果。

（三）预防

（1）维持良好的卫生习惯：勤洗手、勤通风、勤晒被子等，可以有效减少病菌的传播和感染风险。

（2）避免二手烟：暴露于二手烟会增加儿童罹患支气管炎的风险，所以要确保孩子不要接触到吸烟环境和烟雾。

（3）提供均衡营养：良好的营养可以增强孩子的免疫力，减少感染机会。要确保孩子获得充足的维生素和蛋白质，可多吃新鲜蔬果，以及蛋、奶制品等。

（4）保障室内空气质量：保持室内空气干净，定期通风，使用空气净化器等电器可以帮助减少空气中污染物和病原体的存在。

（5）避免接触有害物质：避免孩子接触有害物质，如有毒有害气体和大气污染物，这些会刺激孩子的呼吸系统，增加患支气管炎的风险。

三、肺炎

肺炎是一种严重的儿童呼吸系统疾病，对儿童健康构成较大威胁。通常由病原体感染、呼吸道异物或过敏反应引起。这是儿童时期常见疾病之一，也是导致婴幼儿死亡的常见原因之一。

（一）症状

1. 一般症状

（1）发热：孩子体温可能高达 38℃以上，甚至达到 40℃。

（2）咳嗽：咳嗽是儿童肺炎最常见的症状之一，可能伴有痰液。

（3）呼吸急促、呼吸困难：尤其是小婴儿，可能出现呛奶、抗拒饮食、呕吐等状况。

（4）精神状态不佳：可能出现精神萎靡、烦躁不安、哭闹不止、食欲下降等。

2. 呼吸系统症状

（1）鼻翼扇动：呼吸时鼻翼出现快速扇动。

（2）肺部啰音：医生听诊时可能在肺部听到水泡音或啰音。

3. 其他系统症状

（1）循环系统症状：心跳加快，达到 160~200 次 / 分，可能伴有唇部发绀、手脚水肿等现象。

（2）神经系统症状：可能出现烦躁、嗜睡、昏睡、昏迷等症状，瞳孔可能出现变化。

（3）消化系统症状：食欲不振、呕吐、腹胀、腹泻等，严重者可能出现消化道出血。

（二）分类

儿童肺炎分类方法多样，有助于医生更准确地诊断和制订治疗方案。

1. 病理分类

（1）支气管肺炎：病变主要发生在支气管壁及其周围组织，支气管壁黏膜发炎、水肿，肺泡内充满炎性渗出物。这是儿童肺炎最常见的一种类型。

（2）大叶性肺炎：病变起始于肺泡，经肺泡间孔蔓延至整个肺段或肺叶，肺泡腔内充满纤维素性渗出物。常见于年长儿和青壮年。

（3）间质性肺炎：以肺间质为主的炎症，可由细菌、支原体、衣原体、病毒或肺孢子菌等引起。病变主要在支气管壁、支气管周围和肺泡壁，可累及细支气管和肺泡。

2. 病因分类

（1）细菌性肺炎：由肺炎球菌、金黄色葡萄球菌、流感嗜血杆菌等细菌感染引起的肺炎。

（2）病毒性肺炎：由呼吸道合胞病毒、腺病毒、流感病毒等病毒感染引起的肺炎。

（3）支原体肺炎：由肺炎支原体引起的肺炎，常见于年长儿和青少年。

（4）真菌性肺炎：由白念珠菌、曲霉菌等真菌感染引起的肺炎。

3. 病程分类

（1）急性肺炎：病程通常在 1 个月以内，是儿童肺炎中最常见的类型。

（2）迁延性肺炎：病程在 1~3 个月，常由于急性肺炎未能彻底治愈或病原体难以清除所致。

（3）慢性肺炎：病程超过 3 个月，病情反复，治疗难度较大。

4. 病情分类

（1）轻症肺炎：病情较轻，仅表现为呼吸系统症状，如咳嗽、发热等，无严重并发症。

（2）重症肺炎：病情严重，除呼吸系统症状外，还伴有循环系统、神经系统、消化系统等多系统症状，如呼吸衰竭、心力衰竭、中毒性脑病等。

5. 临床表现分类

（1）典型肺炎：具有肺炎的典型症状和体征，如咳嗽、发热、肺部啰音等。

（2）非典型肺炎：症状不典型，可能与支气管炎等呼吸道疾病难以区分，需要通过影像学检查等辅助手段进行诊断。

6. 发生地点分类

（1）社区获得性肺炎：在医院外环境中罹患的感染性肺实质炎症，包括具有明确潜伏期的病原体感染而在入院后平均潜伏期内发病的肺炎。

（2）医院获得性肺炎：患儿入院时不存在，也不处于潜伏期，于入院 48 小时后在医院（包括护理院、康复院等）内发生的肺炎。

（三）治疗

1. 药物治疗

（1）抗生素治疗：对于细菌性肺炎，医生会根据细菌培养的结果选择适合的抗生素进行治疗。常见抗生素包括青霉素类、头孢菌素类、大环内酯类等。家长应严格遵医嘱，按时按量给孩子服药，并注意药物可能引起的过敏反应。

（2）抗病毒治疗：对于病毒性肺炎，抗病毒药物可以抑制病毒的复制，缩短病程。常用的抗病毒药物有利巴韦林、奥司他韦等。但需注意，抗病毒药物需要在医生的指导下使用，且并非所有病毒性肺炎都需要使用抗病毒药物。

2. 对症治疗

（1）止咳药：对于咳嗽症状明显的儿童，可用止咳药来缓解症状。但家长需注意，止咳药不能滥用，否则可能会抑制儿童的咳嗽反射，导致痰液无法排出。

（2）退热药：对于伴有发热症状的儿童，可以使用退热药来降低体温。但需注意不要过度使用退热药，以免引起药物性热射病或药物性肝炎等不良反应。

（3）祛痰药：对于痰液较多的儿童，可以使用祛痰药来帮助痰液排出。常见祛痰药有氨溴索、乙酰半胱氨酸等。需要注意的是，祛痰药应遵医嘱使用，并注意观察儿童是否有过敏反应。

3. 雾化治疗

雾化治疗是将药物通过雾化器转化为雾状微粒，让儿童吸入呼吸道内，直接作用于病变部位。雾化治疗可以稀释痰液、缓解咳嗽和气喘等症状，对于儿童肺炎的治疗有一定帮助。常用的雾化药物有沙丁胺醇、布地奈德等。但家长需注意，雾化治疗需在医生的指导下进行，确保用药安全有效。

4. 中医治疗

（1）药方类型：①清热解毒方，适用于发热、咳嗽、痰黄等症状明显的儿童肺炎。常用药材包括金银花、连翘、黄芩等，具有清热解毒、凉血止咳的作用。②化痰止咳方，适用于咳嗽痰多、痰液黏稠不易咳出的儿童肺炎。常用药材包括半夏、陈皮、茯苓等，具有燥湿化痰、止咳平喘的作用。③益气养阴方，适用于体质虚弱、气短乏力、咳嗽无力等症状的儿童肺炎。常用药材包括黄芪、麦冬、沙参等，具有益气养阴、增强免疫力的作用。

（2）辨证施治：①初期治疗。在肺炎初期，患儿主要表现为发热、咳嗽、咳痰等症状。此时治疗应以清热解毒、化痰止咳为主，同时加强支持治疗，如保持室内空气流通、给予充足的营养和水分等。②中期治疗。随着病情的发展，患儿可能出现气喘、呼吸困难等症状。此时治疗应以化痰、止咳、平喘为主，同时加强对症治疗，如使用退热药、雾化治疗等。③后期治疗。在肺炎后期，患儿主要表现为恢复期症状，如咳嗽无力、气短乏力等。此时治疗应以益气养阴、增强免疫力为主，同时加强对患儿的护理和康复指导。

（3）药方加减：①病情轻重加减。对于病情较轻的患儿，可以适当减少清热解毒药材的用量，增加益气养阴药材的用量；对于病情较重的患儿，则需要根据轻重缓急辨证用药，同时加强对症治疗。②体质差异加减。对于体质虚弱的患儿，需要增加益气养阴药材的用量，以增强体质和提高免疫力；对于体质较强的患儿，则可以适当减少益气养阴药材的用量，以免补益过度。

（四）预防与调理

1.疫苗接种

疫苗接种是预防儿童肺炎的重要措施之一。目前，有多种疫苗可用于预防儿童肺炎，包括肺炎球菌疫苗、流感疫苗等。家长应根据儿童的年龄和医生建议，及时为儿童接种疫苗，以提高其对肺炎等呼吸系统疾病的免疫力。

2.日常预防措施

（1）加强营养：保持儿童良好的饮食习惯，均衡摄入各种营养素，有助于提高儿童的免疫力。

（2）加强锻炼：鼓励儿童参加适当的体育活动，增强体质，提高抵抗力。

（3）规律作息：早睡早起，保证充足的睡眠时间，有助于维持儿童的身体健康。

（4）避免接触感染原：尽量避免带儿童去人群密集、空气不流通的场所，减少接触感染原的机会。

3. 注意个人卫生

（1）勤洗手：教育儿童养成勤洗手的良好习惯，特别是在接触公共设施、玩具等物品后，应及时洗手，避免病菌传播。

（2）戴口罩：在公共场所或空气质量较差的环境中，为儿童佩戴口罩，以减少吸入有害物质的机会。

（3）保持口腔卫生：鼓励儿童早晚刷牙，保持口腔卫生，减少口腔细菌滋生。

4. 环境调节

（1）保持室内空气流通：定期开窗通风，有助于减少病菌滋生。

（2）保持环境清洁：定期清理居住环境，避免灰尘、细菌等污染物侵害儿童。

（3）控制室内湿度：保持室内湿度适宜，避免过于干燥或潮湿，以减少病菌滋生。

5. 及时就医

一旦儿童出现咳嗽、发热、呼吸困难等肺炎症状，家长应及时带其就医，接受专业医生的诊断和治疗。在治疗过程中，应遵医嘱用药，积极配合医生的治疗方案，以尽快缓解儿童的症状并预防并发症。

四、哮喘

儿童哮喘是一种慢性气道炎症性疾病，主要表现为反复发作的喘息、咳嗽、胸闷和呼吸困难。该疾病在儿童中较为常见，对儿童的生长发育和日常生活质量会产生较大影响。哮喘的发病机制复杂，涉及遗传、环境、免疫等多种因素。

（一）症状

（1）喘息：哮喘患儿在发作时会出现明显的喘息声，呼吸时发出哨子般的哮鸣音。

（2）咳嗽：咳嗽是哮喘的常见症状之一，尤其在夜间或清晨更为明显，咳嗽可能伴有痰液。

（3）胸闷：患儿可能感到胸部不适、压抑或有紧绷感，呼吸费力。

（4）呼吸困难：哮喘发作时可出现呼吸急促、气短等症状，严重时可能导致呼吸衰竭。

（二）病因

（1）遗传因素：哮喘具有明显的家族聚集性，遗传因素在哮喘的发病中起着重要作用。

（2）环境因素：室内外空气污染、尘螨、花粉、宠物毛发、烟雾暴露等环境因素均可诱发哮喘发作。

（3）免疫因素：哮喘患儿体内存在气道炎症反应，免疫细胞在哮喘发病过程中起关键作用。

（4）其他因素：包括感染、药物、精神心理因素等也可能诱发哮喘发作。

（三）诊断

（1）临床表现：医生会根据患儿的临床症状、体征和病史进行初步诊断。

（2）肺功能检查：通过测定肺通气功能、气道阻力等指标，评估患儿肺功能情况。

（3）过敏原（又称变应原）检测：通过皮肤点刺试验、血清特异性 IgE 检测等方法，检测患儿是否存在过敏反应。

（4）支气管激发试验和舒张试验：通过给予患儿一定量的激发剂或舒张剂，观察其气道反应性和可逆性，进一步确诊哮喘。

（四）治疗

1. 西医治疗

（1）药物治疗：是西医治疗儿童哮喘的主要手段。常用药物包括吸入性糖皮质激素、β_2受体激动剂、白三烯受体拮抗剂等。这些药物可以单独使用，也可以联合使用，以达到最佳治疗效果。吸入性药物是首选，因为药物可以直接作用于呼吸道，起效快且不良反应小。

（2）变应原管理：对于变应性哮喘（又称过敏性哮喘）的患儿，变应原管理是非常重要的。家长需要了解患儿的变应原情况，并尽量避免患儿接触变应原。常见变应原包括尘螨、花粉、宠物毛发等。家长可以通过保持室内清洁、使用空气净化器、定期更换床上用品等方式来减少变应原。

（3）免疫治疗：是针对过敏性哮喘的一种治疗方法。通过注射过敏原提取物，逐渐增加患儿对过敏原的耐受性，从而减少哮喘发作。免疫治疗需要在专业医师的指导下进行，并定期随访评估治疗效果。

（4）急救治疗：在哮喘急性发作时，需要进行紧急救治。常用的急救药物包括沙丁胺醇、特布他林等短效 β_2 受体激动剂。这些药物可以快速舒张支气管，缓解哮喘症状。在急救过程中，需要保持患儿呼吸道通畅，避免窒息等严重情况的发生。

2. 中医治疗

（1）中药治疗：中药治疗儿童哮喘是根据患儿的具体病情和体质，选用具有宣肺止咳、化痰平喘、调和气血等功效的中药，缓解哮喘症状，提高患儿的生活质量。常用中药有麻黄、杏仁、石膏、甘草等，这些药物可以单独使用，也可以组成方剂，如小青龙汤、定喘汤等。中药可直接煎服，也可制成丸剂、散剂等。

（2）针灸治疗：针灸治疗儿童哮喘是通过刺激穴位，调节气血、脏腑功能，达到治疗哮喘的目的。常用穴位有肺俞、定喘、风门等。针灸治疗可以单独使用，也可以与中药治疗相结合，以提高治疗效果。需要注意的是，针灸治疗应由专业医师进行操作，以确保安全有效。

（3）推拿按摩：是中医治疗儿童哮喘的辅助手段之一。通过推拿按摩特定的穴位和经络，可以促进血液循环、调节神经系统、改善呼吸功能，从而缓解哮喘症状。常用推拿按摩手法有揉、捏、推、按等。家长可以在专业医师的指导下学习简单的推拿按摩手法，为患儿进行辅助治疗。

（4）中医养生：中医强调“治未病”，即在疾病未发生之前进行预防。对于哮喘患儿，中医养生预防主要包括饮食调理、作息规律、情志调节等方面。建议患儿保持清淡饮食，避免辛辣、油腻、生冷等刺激性食物；保持规律作息，避免熬夜和过度劳累；保持愉快的心情，避免情绪波动过大。

（五）日常管理

（1）避免变应原：家长应了解患儿的变应原情况，并尽量避免患儿接触变应原。

（2）规律用药：患儿需要遵医嘱规律使用药物，以控制哮喘的发作。

（3）增强体质：通过适当的体育锻炼、保持良好的作息和饮食习惯等方式，提高患儿的体质和免疫力。

（4）定期随访：患儿需要定期到医院进行随访和复查，以便医生及时了解其病情变化和治疗效果。

（六）预防

（1）疫苗接种：按时为儿童接种相关疫苗，预防呼吸道感染等诱发哮喘的因素。

（2）营造良好环境：保持室内空气清新、避免烟雾暴露等，预防哮喘的发生。

（3）增强体质：通过增强儿童体质和提高免疫力来降低哮喘的发病率。

（4）健康教育：加强对儿童和家长的哮喘知识宣传，提高其对哮喘的认知和防范意识。

第二节 消化系统疾病

消化系统疾病是一类常见且复杂的健康问题,涉及从口腔到肛门整个消化道。这些疾病的症状和严重程度各不相同,从轻微的胃肠不适到严重的炎症性肠病都有可能影响儿童的健康和生活质量。

一、胃食管反流病

胃食管反流病(Gastroesophageal reflux disease, GERD)是一种常见的消化系统疾病,在儿童中尤为普遍。该疾病是指胃内容物反流至食管,导致一系列不适症状和并发症。儿童的胃食管连接部位发育尚未完全成熟,因此较易发生反流。

(一)病因

(1)食管下括约肌功能不全:儿童尤其是婴儿的食管下括约肌较弱,容易导致胃内容物反流。

(2)胃排空延迟:某些儿童存在胃排空延迟现象,导致胃内压力增加,易引发反流。

(3)饮食习惯:过量饮食、摄入高脂肪或辛辣食物会增加反流的风险。

(4)姿势:进食后立即平躺或活动过多,容易引发反流。

(5)其他疾病:如幽门狭窄、胃食管反流性咽喉炎等疾病也会增加GERD的发生率。

(二)症状

婴幼儿可能表现为吐奶、呕吐、烧心(胃灼热)、哭闹不安、喂养困难或拒食、体重增长缓慢等。

学龄儿童可能出现胸痛或烧心、呕吐或反酸、慢性咳嗽或喘息、声音嘶哑、吞咽困难等症状。

青少年可能出现烧心、胸痛、呕吐或反酸、慢性咳嗽、牙齿腐蚀等症状。

(三)诊断

(1)病史和体格检查：通过详细询问症状及其发生情况，结合体格检查，初步判断是否存在 CERD。

(2)食管 pH 值监测：通过 24 小时食管 pH 值监测，可以确定反流发生的频率和严重程度。

(3)胃镜检查：通过胃镜检查，可以直接观察食管、胃和十二指肠的情况，排除其他病变。

(4)食管阻抗测试：该测试可以检测非酸性反流和酸性反流的频率和类型。

(5)影像学检查：如上消化道造影，可以观察反流的发生和胃排空情况。

(四)治疗

1. 生活方式调整

(1)少食多餐：减少每次进食量，增加进食次数，避免过饱。

(2)注意进食时间：进食后至少 2 小时内避免平躺或剧烈活动。

(3)抬高床头：睡觉时抬高床头 15~20 厘米，减少夜间反流。

(4)避免诱发食物：减少摄入高脂肪、辛辣、酸性食物和碳酸饮料。

2. 药物治疗

(1)药物分类：治疗胃食管反流病的药物主要包括抗酸药物、H2 受体拮抗剂、质子泵抑制剂(Proton pump inhibitors，PPI)、促胃动力药、黏膜保护剂等。

（2）常用药物及其作用机制：①抗酸药物。作用机制是中和胃酸，迅速缓解胃酸引起的烧心和反酸症状。常用药物有氢氧化铝，具有中和胃酸、保护胃黏膜的作用；氢氧化镁，可与胃酸中和生成盐和水，减少胃酸对食管黏膜的刺激。使用方法是口服，通常在症状出现时服用，每次1~2片，必要时可以重复使用。但长期使用可能影响钙、镁的吸收，注意避免过量。② H2受体拮抗剂。作用机制是通过抑制胃壁细胞的H2受体，减少胃酸分泌。常用药物有雷尼替丁（Ranitidine），常用于缓解夜间胃酸分泌增多引起的症状；法莫替丁（Famotidine），作用时间较长，适用于控制慢性症状。使用方法是口服，每天2次，每次剂量根据医生建议调整，通常在早晨和睡前服用。可能引起头痛、腹泻等不良反应，长期使用需定期复查肝肾功能。③质子泵抑制剂。作用机制是通过抑制胃壁细胞的质子泵，强效抑制胃酸分泌。常用药物有奥美拉唑（Omeprazole），常用于治疗严重的GERD和并发症；兰索拉唑（Lansoprazole），适用于中重度GERD的长期治疗。使用方法是口服，每天1~2次，通常在饭前服用，具体剂量根据医生建议调整。可能引起恶心、腹泻等不良反应，长期使用需监测骨密度和维生素B_{12}水平。④促胃动力药。作用机制是通过促进胃排空，减少胃内容物反流至食管。常用药物有多潘立酮（Domperidone），可增强胃肠蠕动，促进胃排空；莫沙必利（Mosapride），选择性作用于胃肠道，增强胃动力。使用方法是口服，每天2~3次，通常在饭前服用，具体剂量根据医生建议调整。可能引起头痛、腹泻等不良反应，心血管疾病患儿需谨慎使用。⑤黏膜保护剂。作用机制是通过覆盖和保护胃黏膜，减少胃酸对黏膜的侵蚀。常用药物有镁加铝（Magaldrate），通过中和胃酸和保护黏膜缓解症状；硫糖铝（Sucralfate），在酸性环境中形成保护膜，覆盖胃黏膜溃疡面。使用方法是口服，每天 2~4 次，通常在饭前和睡前服用。可能引起便秘等不良反应，需注意饮食调理。

（3）药物联合治疗：对于症状较为严重或使用单一药物效果不佳的儿童，可以考虑联合使用不同类别的药物，以增强治疗效果。例如，抗酸药物与 H2 受体拮抗剂联合可迅速缓解症状并持续抑制胃酸分泌；质子泵抑制剂与促胃动力药联合可强效抑制胃酸并促进胃排空，减少反流。

（4）注意事项：①遵医嘱用药。所有药物使用应遵循医生的建议，根据病情调整剂量和疗程。②定期复查。长期使用药物需定期复查肝肾功能、骨密度和维生素 B_{12} 水平，及时调整治疗方案。③注意不良反应。使用药物过程中若出现不良反应，应及时告知医生，调整治疗方案。④生活方式调整。配合药物治疗，注意饮食调理和生活习惯的改变，如少食多餐、避免卧床前进食等。

3. 手术治疗

胃食管反流病大多数病例可以通过生活方式调整和药物治疗得到控制，对于药物治疗无效或有严重并发症的患儿，可以考虑手术治疗，如腹腔镜下 Nissen 胃底折叠术可加强食管下括约肌功能，防止反流，从而有效缓解症状，改善生活质量。家长应在医生的指导下，综合考虑患儿的病情、手术适应证和可能的并发症，选择最适合的治疗方案，确保患儿健康成长。

（1）手术治疗的适应证：①药物治疗无效。经过长期药物治疗仍无法控制症状的儿童。②严重并发症。如反复发生的食管炎、食管狭窄、巴雷特食管或呼吸系统并发症（如哮喘、肺炎）等。③生活质量严重受影响。反流症状严重影响患儿的日常生活和发育。④长期药物治疗不良反应明显，如药物引起的营养不良或其他不良反应。

（2）常见手术方式：①腹腔镜下 Nissen 胃底折叠术。手术原理是将胃底部分包裹在食管下端，形成一个 360 度的环，增强食管下括约肌的功能，防止胃内容物反流。手术步骤为通过腹腔镜技术，在腹部打几个小孔，将胃底部分拉至食管下端，将其缝合包裹，形成一个紧密的环。优点是手术创伤小，恢复快，效果持久。缺点是术后可能出现吞咽困难、胃胀气等并发症。② Toupet 半胃底折叠术。手术原理是将胃底部分包裹在食管下端，但仅包裹 270 度，而不是 360 度，减少了完全胃底折叠术的并发症。手术步骤为通过腹腔镜技术，在腹部打几个小孔，将胃底部分拉至食管下端，将其缝合包裹 270 度，形成不完整的环。优点是较少引起吞咽困难，适用于胃动力较差的患儿。缺点是可能效果不如全胃底折叠术持久。③腹腔镜 Hill 修补术。手术原理是通过缝合膈肌脚和食管周围的结构，增强食管下括约肌功能。手术步骤为通过腹腔镜技术，在腹部打几个小孔，缝合膈肌脚和食管周围的组织，增强食管下括约肌功能。优点是保留了食管的正常解剖结构，减少了术后并发症的概率。缺点是对手术技术要求高，适用范围较窄。④胃造瘘术。手术原理是对于严重神经系统疾病或其他无法口服进食的患儿，通过在胃上开一个口，直接向胃内输送营养。手术步骤为通过腹腔镜技术，在腹部打几个小孔，在胃壁上开一个小口，插入造瘘管，直接向胃内输送营养。优点是解决进食困难问题，适用于严重神经系统疾病患儿。缺点是可能引起感染、漏出等并发症。

（3）术后护理：手术后护理对恢复健康非常重要。①饮食管理。术后初期给予流质或半流质饮食，逐渐过渡到正常饮食；避免辛辣、油腻和酸性食物，减少对手术部位的刺激。②活动管理。手术后早期应适当休息，避免剧烈运动；随着身体恢复，逐渐增加活动量，有助于恢复胃肠功能。③药物管理。术后医生可能会开具抗生素、止痛药等，按时按量服用；定期复查，根据恢复情况调整用药方案。

（4）心理支持：手术和术后恢复期间，患儿可能会感到不安和焦虑，家长应给予足够的关心和支持。如果需要，可以寻求专业心理辅导，帮助患儿度过术后恢复期。

（5）常见手术并发症及处理：①吞咽困难。术后早期可能出现吞咽困难，多数情况下会自行缓解，如长期存在，应就医处理。②胃胀气。术后可能出现胃胀气，应注意饮食调理，避免摄入产气食物。③感染。术后伤口可能感染，应保持伤口清洁，按医嘱使用抗生素。④食管狭窄。术后可能出现食管狭窄，导致吞咽困难，需要进一步检查和处理。

4.中医治疗

（1）辨证论治：①脾胃虚弱型，症状有胃脘胀满、嗳气、纳差、面色萎黄、大便稀溏。治法是健脾益气，和胃降逆。常用方剂有香砂六君子汤、理中汤。②肝胃不和型，症状有胃脘胀痛、嗳气、反酸、情志不舒。治法是疏肝理气，和胃降逆。常用方剂有柴胡疏肝散、半夏厚朴汤。③痰湿内蕴型，症状有胃脘痞满、嗳气、呕吐痰涎、体倦乏力。治法是化痰除湿，和胃降逆。常用方剂有二陈汤、温胆汤。④胃热熏蒸型，症状有胃脘灼热疼痛、反酸、口苦、便秘。治法是清热和胃，降逆止痛。常用方剂有清胃散、左金丸。

（2）按摩推拿：按摩推拿作为辅助疗法，通过刺激特定穴位，可以改善胃肠功能，缓解症状。①天枢穴，位于肚脐旁开 2 寸，左右各一。按摩天枢穴有助于调理肠胃,促进消化。②中脘穴,位于肚脐上 4 寸。按揉中脘穴可以和胃降逆,缓解反酸、呕吐症状。③足三里穴,位于外膝眼下 3 寸。按揉足三里穴能够健脾胃、助消化、增强体质。

(五)并发症

未经治疗或治疗不当的儿童 GERD 可能导致以下并发症。

(1)食管炎:长期反流导致食管黏膜炎症、糜烂或溃疡。

(2)食管狭窄:反复炎症和修复过程引起食管狭窄,导致吞咽困难。

(3)巴雷特食管:食管下端黏膜发生柱状上皮化生,增加食管癌风险。

(4)呼吸道问题:反流物进入气道,引起慢性咳嗽、哮喘或吸入性肺炎。

(5)营养不良:长期反流影响进食,导致营养摄入不足和体重增长缓慢。

(六)预防

(1)合理饮食:避免过量进食,少食多餐;避免高脂肪、辛辣、酸性食物和碳酸饮料;进食后避免立即平躺或剧烈活动。

(2)保持体重:适量运动,保持健康体重,避免肥胖引发反流。

(3)正确姿势:进食后保持直立姿势至少 30 分钟。

(4)注意睡眠:避免睡前饮食,睡眠时床头抬高 15~20 厘米。

(5)减轻心理压力:关注儿童心理健康,帮助其应对压力和焦虑,减少对胃酸分泌的影响。

二、急性胃肠炎

急性胃肠炎通常由病毒、细菌或寄生虫感染引起。儿童的免疫系统尚未发育完善,容易感染引发炎症,主要表现为腹泻、呕吐、发热、腹痛、脱水等症状。

根据临床症状和大便常规检查，可以诊断急性胃肠炎，必要时可以进行病原学检测。

（一）病因

1. 病毒感染

（1）轮状病毒：最常见的儿童急性胃肠炎病因，特别是5岁以下儿童。

（2）诺如病毒：可引起严重的呕吐和腹泻。

此外，感染星状病毒、肠道腺病毒等均可引起急性胃肠炎。

2. 细菌感染

常见细菌包括沙门菌、大肠杆菌、志贺菌、弯曲菌等，通过污染食物或水传播。

细菌毒素，如金黄色葡萄球菌、蜡样芽孢杆菌等产生的毒素也可致病。

3. 寄生虫感染

蓝氏贾第鞭毛虫、隐孢子虫等，通过污染水源传播。

4. 其他原因

（1）食物中毒：摄入被污染或变质的食物。

（2）抗生素滥用：破坏肠道正常菌群，导致菌群失调。

（二）症状

（1）腹泻：频繁排水样便，有时带有黏液或血液。

（2）呕吐：反复呕吐，导致脱水和电解质失衡。

（3）腹痛：间歇性或持续性腹痛，通常位于脐周或下腹部。

（4）发热：中低度发热，有时伴有寒战。

（5）食欲减退：厌食、乏力。

（6）脱水：严重病例出现口干、皮肤弹性差、尿少、哭泣无泪等脱水症状。

(三)诊断

1.病史和体格检查

(1)详细询问病史,包括症状出现时间、频率、持续时间等。

(2)体格检查包括观察脱水体征、腹部触诊等。

2.实验室检查

(1)大便常规:检查大便中的白细胞、红细胞、寄生虫卵等。

(2)大便培养:检测致病菌。

(3)血常规:评估感染程度和脱水情况。

(4)电解质和肾功能检查:评估脱水和电解质失衡程度。

3.其他检查

必要时进行大便抗原检测、PCR 检测等,以确定病原体。

(四)治疗

1.药物治疗

(1)抗生素:主要针对细菌感染引起的急性胃肠炎,如沙门菌、志贺菌和大肠杆菌等。常用药物有氟喹诺酮类如左氧氟沙星、环丙沙星,适用于严重细菌感染,但儿童用药需谨慎,因其可能影响骨骼发育;头孢菌素类如头孢曲松、头孢噻肟,为广谱抗生素,对大多数致病菌有效,适用于重症感染;大环内酯类如阿奇霉素,对弯曲菌有效,适用于旅行者腹泻。使用时根据医生处方,通常口服或静脉注射,疗程 5~7 天。注意避免抗生素滥用,以防产生耐药性。使用过程中观察药物过敏反应,如皮疹、呼吸困难等。

(2)抗病毒药物:主要针对病毒性胃肠炎,如轮状病毒和诺如病毒引起的感染。常用药物如利巴韦林,对某些病毒有效,但对胃肠炎效果有限,主要用于严重感染。使用方法口服或吸入，根据医生建议使用。多数病毒性胃肠炎可通过支持疗法自行缓解，抗病毒药物效果有限。注意密切观察不良反应，如贫血、肝功能异常等。

（3）止泻药：用于缓解严重腹泻，但一般不推荐常规使用，以免延迟病原体排出。常用药物有可洛哌丁胺（易蒙停），可减缓肠道蠕动，减少腹泻频率；蒙脱石散，可吸附毒素和病原体，保护肠黏膜。使用方法口服，根据年龄和体重调整剂量。不建议用于细菌感染或发热伴有血便的儿童。注意监测不良反应，如便秘、腹胀等。

（4）抗吐药：用于缓解严重呕吐，防止脱水。常用药物如多潘立酮，可促进胃排空，减少呕吐。使用方法口服或静脉注射，根据医生建议调整剂量。注意避免长期使用，以防止产生药物依赖。观察不良反应，如头晕、乏力等。

（5）补液和平衡电解质：用于预防和纠正脱水、电解质失衡。常用药物有口服补液盐（Oral rehydration salts，ORS），含有适量的钠、钾、氯和葡萄糖，便于吸收；静脉补液如生理盐水、林格氏液，用于重度脱水或无法口服补液的儿童。使用时，轻中度脱水适合口服补液，每次呕吐或腹泻后给予适量；重度脱水需要静脉补液，根据体重和脱水程度调整剂量。注意监测电解质水平，避免过量或不足。避免过快补液，以防水中毒。

（6）益生菌和锌制剂：用于恢复肠道正常菌群，减轻腹泻症状。常用药物有益生菌如双歧杆菌、乳酸菌，有助于调节肠道菌群；锌制剂可以缩短腹泻持续时间，减少复发率。口服，根据年龄和体重调整剂量。注意确保产品质量，避免污染。使用时监测疗效，及时调整用量。

2. 中医治疗

（1）辨证论治：①寒湿内盛证，症状有腹泻稀水、恶心呕吐、腹痛绵绵、四肢冰冷、舌苔白腻。治法是温中散寒,化湿止泻。常用方剂有藿香正气散,用于寒湿中阻,常伴有恶心呕吐;丁香柿蒂汤,用于胃寒导致的呕吐清稀水液。②湿热蕴结证,症状有腹泻黄稠、臭秽,腹痛拒按,口干口苦,舌苔黄腻。治法是清热利湿,和中止泻。常用方剂有葛根芩连汤,用于湿热蕴结,大便稀溏而臭;白头翁汤,用于湿热下利,肠道湿热较重。③脾胃虚弱证,症状有腹泻稀薄、不臭,面色萎黄,食欲不振,舌质淡。治法是健脾益气,和中止泻。常用方剂有参苓白术散,用于脾胃虚弱,久泻不止;理中丸,用于脾胃虚寒,呕吐腹泻。

（2）食疗：合理的食疗可以辅助中药治疗,帮助缓解症状,加速恢复。①薏米红豆粥,适用于湿热蕴结型腹泻。材料有薏米 30 克,红豆 30 克,冰糖适量。做法是将薏米和红豆洗净,加水煮粥,冰糖调味。②山药莲子粥,适用于脾胃虚弱型腹泻。材料有山药 30 克,莲子 15 克,大米 50 克,冰糖适量。做法是将山药、莲子、大米洗净,加水煮粥,冰糖调味。③姜糖水,适用于寒湿内盛型腹泻。材料有生姜 10 克,红糖适量。做法是将生姜切片煮水,加入红糖调味。

（3）推拿按摩：通过刺激特定穴位,可以调理脾胃、缓解症状。①天枢穴,位于肚脐旁开 2 寸,左右各一。每次揉 1~2 分钟,有助于调理肠胃。②足三里穴,位于外膝眼下 3 寸。每次按揉 1~2 分钟,能够健脾胃、助消化。③推揉腹部,顺时针方向推揉腹部 5~10 分钟,可以缓解腹痛、促进胃肠蠕动。

（五）预防

（1）注意饮食卫生：选择新鲜、干净的食物,彻底清洗蔬果。避免食用生冷、未煮熟的食物,尤其是肉类、海鲜等。

（2）保证水源安全：饮用干净的自来水,避免饮用生水。外出旅行时,注意选择安全的饮用水。

（3）勤洗手：饭前便后、外出回家后、处理食物前后都要养成洗手的习惯。

（4）疫苗接种：接种轮状病毒疫苗，可以有效预防轮状病毒感染。

（5）避免交叉感染：胃肠炎患儿应与健康儿童隔离，避免交叉感染。家庭成员应注意个人卫生，避免传染。

三、便秘

便秘是一种常见的儿童消化问题，指大便干燥、硬结，排便困难或排便次数减少。长期便秘不仅影响儿童的食欲和营养吸收，还可能引发其他健康问题，如肛裂、痔疮等。家长日常应关注儿童的生活习惯和饮食习惯，及时调整和改善。如便秘症状持续加重，应及时就医寻求医生的帮助。通过综合治疗，大部分儿童的便秘问题都能得到有效解决。

（一）病因

（1）饮食不当：食物中膳食纤维摄入不足，或过多摄入高脂肪、高蛋白食物，导致肠道蠕动减慢，大便干燥。

（2）生活习惯不规律：缺乏运动、不规律的作息、久坐等，都可能影响肠道蠕动，导致便秘。

（3）精神因素：情绪紧张、焦虑等精神因素也可能引起便秘。

（4）疾病因素：某些疾病，如肠道畸形、内分泌疾病等，也可能导致便秘。

（二）症状

（1）排便困难：在排便时需要用力或挣扎，大便难以排出。

（2）大便干燥：排出的大便干硬，甚至呈颗粒状。

（3）排便次数减少：通常每天至少应排便一次，便秘时可能几天才排便一次。

（4）腹部不适：便秘儿童可能感到腹胀、腹痛或不适。

（三）治疗

1. 饮食调整

饮食调整是治疗儿童便秘的基础。家长应关注儿童的饮食结构，确保摄入足够的水分和膳食纤维。

（1）增加水分摄入：鼓励儿童多喝水，保持肠道湿润，有助于软化大便。

（2）增加膳食纤维摄入：多吃富含膳食纤维的蔬果和全谷类食物，如菠菜、西蓝花、苹果、香蕉、燕麦等。

（3）控制脂肪和糖分摄入：减少高脂肪、高糖分食物的摄入，避免加重肠道负担。

2. 培养排便习惯

培养儿童良好的排便习惯，有助于缓解便秘症状。

（1）定时排便：鼓励儿童每天定时排便，最好在早餐后半小时内进行。

（2）集中注意力：排便时应避免分散注意力，不要玩手机、看书等。

（3）适度用力：排便时应用力适中，避免过度用力导致肛门损伤。

3. 药物治疗

在饮食调整和排便习惯培养无效的情况下，可考虑使用药物治疗。但需在医生指导下进行，避免滥用药物。

（1）缓泻剂：如乳果糖、聚乙二醇等，可软化大便，促进排便。

（2）益生菌：补充益生菌有助于调节肠道菌群平衡，改善便秘症状。

（3）润肠通便药：如开塞露等，可暂时缓解便秘症状，但不可长期使用。

4. 中医治疗

（1）中药治疗：中医可使用多种草药配方来调理肠道功能和解决便秘问题，具体需要根据儿童的体质和症状辨证选用。①补脾益气，可用六君子汤，增强脾胃功能，帮助食物转化和水液运输。②润肠通便，可用麻子仁丸或大黄片，用于缓解肠道干燥和促进排便。③清热泻火，如果便秘伴随口臭、面赤、尿黄，可用三黄泻心汤来清热泻火。

（2）推拿疗法：中医推拿是治疗儿童便秘非常有效的手段，可以通过按摩特定的穴位来刺激肠道运动。①足三里穴，位于小腿外侧，外膝眼下 3 寸，按摩此穴可增强脾胃功能，促进消化。②天枢穴，位于腹部，横平脐中，前正中线旁开 2 寸，按摩可直接刺激肠道，改善便秘。③大横穴，位于腹部，脐中旁开 4 寸，按摩可以缓解腹部痉挛和促进肠道蠕动。

5. 生活方式调整

生活方式的改变也是中医治疗便秘的重要方面。适量运动可以增强肠道蠕动，促进排便。教育儿童定时去厕所尝试排便，即使没有明显的排便需求，也有助于养成良好的排便习惯。

6. 特殊治疗

（1）肠道灌洗：对于便秘严重的儿童，可进行肠道灌洗以清除肠道内积存的粪便。肠道灌洗是通过向肠道内注入一定量的液体，从而软化大便、清洁肠道、促进肠道蠕动，达到促进排便的目的。此法需在医生指导下进行，避免操作不当导致肠道损伤。

肠道灌洗治疗，首次灌肠剂量可适当加大，根据儿童年龄以 200~500mL 为宜。之后每日早餐或晚餐后，用生理盐水 250mL 进行灌肠。具体剂量和频次应根据儿童的年龄、病情和医生建议进行调整。灌洗前需了解儿童的病情和过敏史，确保选择适合的灌肠液。准备灌肠所需物品，如灌肠袋、肛管、灌肠液等。灌肠液通常选择生理盐水或等渗盐水，温度为 39 ~ 41℃。将灌肠袋挂在高于臀部的位置，确保灌肠液能够顺利流入肠道。灌洗过程中让儿童采取侧卧位或俯卧位，曝露出臀部。润滑肛管前端，缓慢插入肛门内。打开灌肠袋的导管，使灌肠液缓慢流入肠道。灌洗时需注意灌肠液的速度和量，避免过快或过多导致不适。灌洗过程中需密切观察儿童的反应，如出现面色苍白、出冷汗、剧烈腹痛等症状，应立即停止灌洗并寻求医生帮助。灌洗结束后，拔出肛管，让儿童休息片刻后尝试排便，关注其排便情况，如有异常应及时就医。

（2）手术治疗：儿童便秘在大多数情况下可以通过饮食调整、生活习惯改善以及药物治疗等方法得到缓解。在少数情况下，如由于肠道结构异常、神经肌肉功能失调等引起的便秘，经过保守治疗无效时，可能需要考虑手术治疗。手术治疗便秘旨在通过纠正肠道结构异常或改善肠道功能，从而缓解便秘症状。手术方式的选择应根据患儿的具体病情、年龄、身体状况等因素进行综合考虑。

常见的手术治疗便秘的方式有 4 种：①肠道切除术。对于存在肠道狭窄、冗长等结构异常的患儿，可通过肠道切除术切除部分肠道，恢复正常肠道结构。②结肠次全切除术。对于结肠传输功能严重障碍的患儿，可考虑行结肠次全切除术，以减少结肠容积，改善排便功能。③肛门成形术。对于肛门狭窄或畸形导致的便秘，可通过肛门成形术来纠正肛门结构异常。④盆底肌松弛术。对于盆底肌功能失调引起的便秘，可通过盆底肌松弛术来改善盆底肌功能。

手术注意事项包括以下内容：①患儿需进行全面的身体检查，评估手术耐受性。完善相关实验室检查和影像学检查，如血常规、尿常规、大便常规、腹部 B 超、X 线等，以明确病变部位和程度。②术前应禁食禁水，保持肠道清洁，减少术中污染。预防性使用抗生素，以降低术后感染风险。③家长应充分了解手术风险、预后及注意事项，并签署手术同意书。④手术治疗的麻醉环节至关重要，应根据患儿的年龄和手术需求选择合适的麻醉方式，确保手术过程中患儿的安全。⑤手术完成后应仔细检查手术区域，确保无活动性出血。使用适当的缝合材料对手术切口进行缝合。根据手术需要放置引流管，以便术后观察引流液的情况。⑥术后应密切监测患儿的生命体征，包括体温、脉搏、呼吸、血压等。根据患儿术后的恢复情况逐渐调整饮食，保证充足的营养摄入。如有引流管，应定期观察引流液的颜色、量及性状，确保引流管通畅。⑦术后患儿应遵医嘱进行饮食调整和康复训练，以促进肠道功能恢复。⑧术后还需要定期复查，以便及时了解患儿的康复情况。如出现发热、腹痛、呕吐等不适症状，应及时就医。

第三节 神经系统疾病

儿童神经系统疾病包括一系列可能影响儿童大脑、脊髓、神经及其功能的病症。这些疾病可能由遗传、产伤、感染、环境因素、营养不良或其他健康问题引起。

一、脑性瘫痪

脑性瘫痪简称脑瘫，是一种因早期大脑受损导致的永久性身体运动障碍。这种情况可以在出生前、出生时或婴儿期的前几年发生，这些时期是大脑发育最活跃的时期。脑瘫是儿童最常见的运动障碍类型。

（一）症状

（1）运动和协调障碍：包括肌肉僵硬（痉挛型）、肌肉松弛（弛缓型）、不自主运动（运动障碍型）或这些症状的混合。

（2）姿势不稳定：站立或走路时可能需要辅助设备。

(3)精细运动障碍：影响日常活动，如穿衣、吃饭。

(4)其他相关症状：可能有认知障碍、视觉和听力问题、言语障碍、癫痫等。

(二)诊断

脑瘫的诊断主要基于患儿的发育历史、体格检查和神经功能评估。影像学检查如磁共振成像(MRI)有助于评估大脑结构的异常，为诊断提供支持。

(三)治疗

脑瘫的治疗目标主要是提高患儿的运动功能及生活能力，减轻症状，并尽可能提高其生活质量。脑瘫是一种非进展性运动障碍，治疗主要是缓解症状和提高生活自理能力，而不是治愈疾病。下面是脑瘫的几种主要治疗方法。

1. 物理治疗

物理治疗是脑瘫治疗中最基本的部分，主要通过各种运动练习帮助患儿改善运动功能和肌肉控制能力。物理治疗师会设计一系列训练计划，帮助患儿提高肌肉力量、灵活性和平衡能力。

2. 职业治疗

职业治疗主要关注日常生活技能的改善，帮助患儿在家庭、学校和社区中更加独立。治疗包括使用特殊工具和设备来帮助饮食、穿衣和个人卫生等日常活动。

3. 言语治疗

对于那些有语言和沟通障碍的脑瘫患儿，言语治疗可以提供帮助。治疗包括提高语言理解和表达能力，以及使用非言语沟通方式，如手语或特殊的沟通设备。

4. 药物治疗

药物治疗主要用于控制症状，比如痉挛、肌肉僵硬和相关疼痛。这些药物不能治愈脑瘫，但可以显著提高患儿的生活质量。

（1）肌肉松弛剂：①巴氯芬（Baclofen）是一种常用的中枢性肌肉松弛剂，可以通过增强抑制性神经递质的作用来减轻肌肉痉挛和僵硬。可以口服或通过植入式泵（直接作用于脊髓的内服泵）给药。②丹曲林（Dantrolene）直接作用于肌肉，减少肌肉收缩力，用于治疗重度肌肉痉挛。但该药可能引起严重的肝脏问题，使用时需监测肝功能。③托瑞索明（Tizanidine）是一种中枢性 α_2 肾上腺素能受体激动剂，有助于减轻肌肉痉挛。但可能会导致低血压和肝功能问题。

（2）抗痉挛药：①苯妥英钠（Phenytoin sodium）可用于控制因脑瘫引起的癫痫发作。但长期使用可能加速维生素 D 代谢，导致低钙血症，影响骨密度，需要监控。②丙戊酸（Valproic Acid）可用于治疗伴发的癫痫症状。但有潜在的肝毒性和胰腺炎风险。

（3）疼痛管理：布洛芬（Ibuprofen）、萘普生（Naproxen）等非甾体抗炎药（Nonsteroidal anti-inflammatory drugs,NSAIDs）可用于管理与肌肉痉挛相关的疼痛和炎症。

以上药物在使用时应考虑以下几个方面：①个体化治疗。药物治疗应根据患儿的具体症状和反应进行调整。②监测和调整。长期使用某些药物可能需要定期进行血液检查和医疗评估，以监测可能的不良反应。③多学科结合治疗。药物治疗常与物理治疗、职业治疗和其他治疗方法结合使用，以达到最佳治疗效果。

5. 中医治疗

在中医理论中，脑瘫通常被视为因先天不足、外感风邪或脏腑功能失调导致的疾病。中医治疗脑瘫着重于调和脏腑功能，疏通经络，改善气血流通，并结合具体症状采用不同的治疗方法。

（1）中药治疗：①可根据不同证型口服不同的中药配方，以改善患儿的整体健康状况和功能障碍。例如，使用补中益气汤加味以调补脾胃，改善消化吸收，增强体质。②针对局部肌肉痉挛和僵硬，可采用中药外敷或膏贴来放松肌肉和经络。中药浴或足浴也有助于活血化瘀，促进血液循环。

（2）针灸治疗：①传统针灸。通过针灸刺激特定穴位，调节人体气血，缓解肌肉痉挛和僵硬。②电针治疗。利用电针刺激穴位，可增强治疗效果，尤其是针对运动功能障碍。

（3）推拿和按摩：①推拿。通过特定的手法按摩经络穴位，帮助缓解肌肉痉挛，提高肌肉控制能力。②经络按摩。通过按摩促进气血循环，减少肌肉僵硬和疼痛。

（4）其他疗法：一些运动功能较好的患儿，可通过练习太极或气功，增强身体协调性和肌肉功能。

6. 手术治疗

脑瘫手术治疗的主要目标是改善运动功能和减轻症状，适用于那些严重肌肉痉挛和骨骼变形的患儿。以下是几种常用的手术治疗方法。

（1）正畸手术：包括髋关节重建手术、脊柱矫正手术等。主要针对因肌肉痉挛引起的骨骼变形，如髋关节脱位、脊柱侧凸等。手术旨在矫治变形，改善关节功能和减轻疼痛。

（2）肌腱延长手术：用于治疗肌肉过度短缩和痉挛，特别是腿部肌肉。这种手术可以减轻肌肉紧张，提高关节的活动范围，有助于改善行走和站立的能力。

（3）选择性脊神经背根切断术：是一种神经外科手术，通过切断脊髓中部分传递异常肌肉紧张信号的神经纤维来减少痉挛。这种手术特别适用于下肢痉挛严重的患儿。

（4）脑深部电刺激术：对于某些重度运动障碍的患儿，该手术是一个可供选择的治疗方法。这种手术在大脑特定区域植入电极，通过电刺激帮助控制非自主运动和痉挛。

（5）神经松解手术：这种手术通过切断或松解过度活跃的神经来减少肌肉痉挛，尤其是肢体肌肉痉挛。

（6）骨科手术：在某些情况下，如有脊柱侧凸等严重的骨骼问题，可能需要进行骨科手术来矫治骨骼结构，改善功能。

7. 辅助技术

辅助技术如轮椅、步行器和矫形器等可以帮助患儿提高活动能力和独立性。此外，计算机和特殊软件也可以帮助有认知和沟通障碍的患儿更好地进行学习和交流。

二、癫痫

癫痫是一种神经系统疾病，特点是反复无预兆的脑部电活动异常导致短暂的感觉、行为、运动功能或意识状态变化。儿童癫痫的诊断、治疗和管理相对复杂，需要综合考虑患儿的发展阶段和整体健康状况。

（一）诊断

（1）收集详细病史：收集儿童的详细医疗病史，包括对发作的详细描述（如发作持续时间、频率、有无触发因素）。询问家族中是否有其他成员患有癫痫或其他神经系统疾病。

（2）神经系统检查：评估患儿的神经发育状态和认知功能，观察是否有任何异常表现。

（3）脑电图（Electroencephalogram，EEG）：通过EEG检查，监测脑电活动，寻找特定的癫痫波形。在睡眠和清醒状态下均可进行EEG，以提高诊断准确性。

（4）影像学检查：MRI或CT扫描用于检查大脑结构，确定是否有结构性异常，如脑发育异常、脑损伤或肿瘤等。

（二）治疗

1. 药物治疗

在儿童癫痫的药物治疗方面，选择适当的抗癫痫药物是关键。这些药物旨在控制或减少发作的频率和强度，同时尽量避免或减小不良反应。

（1）常用抗癫痫药物：①卡马西平（Carbamazepine）适用于部分性发作，可能不适用于失神发作。这种药物在儿童中使用较广，但需注意其可能对血液、皮肤及肝脏产生不良反应。②苯巴比妥（Phenobarbital）虽然是经典的抗癫痫药，但因其具有不良反应，如嗜睡和影响认知功能，通常不作为首选药物。③拉莫三嗪（Lamotrigine）适用于广泛类型的癫痫发作。其不良反应相对较少，但需注意罕见的皮肤反应。④左乙拉西坦（Levetiracetam）广泛用于多种类型的癫痫发作，以较好的耐受性和较小的药物相互作用著称。⑤托吡酯（Topiramate）可以用于多种类型的癫痫发作，还可以预防偏头痛。

（2）个性化药物治疗：①药物剂量通常根据体重确定，随着患儿的成长，剂量需要相应调整。②不同类型的癫痫发作（如全身发作、部分性发作或失神发作）可能需要用不同的药物。③尽量选择不良反应较轻、对学习和认知影响较少的药物。

（3）药物治疗的监控和调整：①定期评估药物的治疗效果，包括发作的控制情况和不良反应。②某些药物如卡马西平和苯巴比妥，需要监测血药浓度，确保其处于治疗范围内。③对于难治性癫痫，可能需要使用多种药物组合治疗。这要求医生仔细考虑药物间的相互作用。

2. 饮食疗法

特定的饮食可以帮助控制某些儿童的癫痫发作，尤其是对传统药物治疗反应不佳的患儿。

（1）生酮饮食：这是一种高脂肪、适量蛋白质、低碳水化合物的饮食方案，因摄入的碳水化合物少，身体会改变代谢方式，产生酮体，这些酮体能够帮助控制癫痫发作。

（2）改良阿特金斯饮食：相对于生酮饮食更为灵活，同样基于低碳水化合物，但对脂肪和蛋白质的比例要求不那么严格。

3. 神经刺激治疗

当药物治疗无法有效控制癫痫发作时，可以考虑神经刺激治疗。

（1）迷走神经刺激：通过在人体中植入一个小型设备，定期刺激迷走神经，从而减少癫痫发作。

（2）深部脑刺激手术（DBS）：适用于难治性癫痫，通过植入电极到大脑特定区域，调节异常的神经电活动，减少癫痫的发作频率。

4. 外科手术

在一些特定情况下，如果癫痫发作源自大脑中的一个明确区域，并且该区域可以安全移除而不影响重要功能，可选择外科手术治疗。

（1）切除术：移除产生癫痫发作的大脑区域。

（2）胼胝体切断术：切断大脑两半球之间的连接，用于治疗无法局限在一个区域的癫痫。

5. 中医治疗

中医治疗注重从根本上调整和恢复身体的平衡。

（1）中药治疗：根据辨证情况酌情选用清热化痰、平肝息风、补益心脾等类型的中药组方治疗。①清热化痰类药物，如白芍、牡丹皮等，用于治疗痰热内扰所致癫痫。②平肝息风类药物，如天麻、钩藤、羚羊角等，适用于肝风内动型癫痫。③补益心脾类药物，如党参、黄芪、酸枣仁等，用于治疗心脾两虚引起的癫痫。

(2)针灸治疗：对于儿童癫痫，针灸可以帮助平肝息风、清热祛痰。①常用穴位有百会穴、太冲穴、风池穴等，均可用于治疗癫痫。②治疗方式除传统针灸外，还可用电针、耳针等多种形式，根据患儿的具体情况和耐受能力进行调整。

(3)推拿和其他疗法：通过按摩特定的穴位或身体部位，帮助调理儿童的气血运行，增强其身体自愈力。①特定手法如摩腹、摩头等，可以根据患儿的病情进行选择。②练习太极、五禽戏等传统功法，有助于调和气血、强身健体。

(4)生活调理：①饮食调整。避免过于油腻和辛辣的食物，多吃清淡、易消化的食物。②情绪管理。保持平和的心态，避免情绪波动过大。③作息规律。保证充足的睡眠，避免过度劳累。

三、注意缺陷多动障碍

注意缺陷多动障碍(Attention deficit hyperactivity disorder, ADHD)是一种常见的神经发育障碍，通常在儿童时期开始，并可以持续到成年。ADHD 主要表现为注意力不足、冲动和过度活跃。治疗方法包括药物治疗、心理行为疗法以及生活方式调整。

(一)药物治疗

ADHD 的药物治疗是一个长期过程，需要根据患儿的具体情况和反应调整治疗策略。药物主要包括刺激剂和非刺激剂两大类。这些药物能够显著改善患儿的核心症状，如注意力不足、冲动及过度活跃。

1. 刺激剂药物

(1)哌甲酯(Methylphenidate):是治疗 ADHD 最常用的药物之一。它可以提高大脑中多巴胺和去甲肾上腺素的水平,从而帮助改善注意力,减少冲动行为。

(2)苯异丙胺(Amphetamine):这类药物可通过增加大脑中的神经递质浓度来改善症状。

2. 非刺激剂药物

去甲肾上腺素再摄取抑制剂:如胍法辛(Guanfacine)、可乐啶(Clonidine)及托莫西汀(Atomoxetine)。这些药物主要用于治疗 ADHD 的冲动控制问题和注意力问题,同时也有助于改善患儿的睡眠。

3. 使用注意事项

(1)不良反应:刺激剂可能引起失眠、食欲下降、体重减轻等问题;非刺激剂可能导致胃部不适、疲倦和情绪波动等。

(2)医生监督:药物治疗应在医生的严格监督下进行,以确保药物安全有效,同时定期评估治疗效果和不良反应。

(3)个体化治疗:不同的患儿可能对同一药物的反应不同,因此医生需要调整剂量或尝试不同的药物来找到最适合患儿的治疗方案。

(二)心理行为疗法

心理行为疗法是治疗 ADHD 的重要组成部分,尤其是对儿童患者。

(1)认知行为疗法(Cognitive behavioral therapy,CBT):可帮助患儿识别和改变导致问题行为的负面思维模式。

(2)家庭治疗:教育家长如何通过一致的纪律和奖励系统来管理孩子的行为。

(3)社会技能训练:帮助患儿学习适当的社交行为和解决冲突的技能。

（三）生活方式调整

改变生活习惯也对控制 ADHD 症状有帮助。

（1）规律的作息：保证充足睡眠，有助于提高日间的注意力，保持情绪稳定。

（2）良好的生活环境：保持环境整洁有序，减少干扰因素，可帮助患儿更好地集中注意力。

（3）健康饮食：均衡的饮食可支持大脑健康，有助于改善症状。

（四）教育和支持

ADHD 患儿和家属需要获得足够的信息和支持。

（1）学校支持：通过专门的教育计划如"个别化教育计划"（IEP）或 504 计划，为学生提供必要的学习资源和调整。

（2）支持团体：参加 ADHD 支持团体，与其他经历相似的家庭交流，获取经验和情感支持。

ADHD 的治疗需要长期、综合的方法，通过多方面的合作和适当的策略，可以有效帮助患儿提高生活质量和身体功能。

四、孤独症谱系障碍

孤独症谱系障碍（Autism spectrum disorder,ASD）是一组复杂的神经发育障碍性疾病，主要表现为社交互动和沟通技能缺陷，以及重复刻板行为和受限的兴趣爱好。孤独症谱系障碍影响个体的社交、情感、语言和认知发展，症状程度可能从轻微到严重不等。这种障碍通常在儿童早期出现，并且会持续终身。

（一）症状

ASD 的症状通常包括以下几个方面。

（1）社交互动困难：ASD 患儿可能难以理解他人的面部表情、声音和姿势，也可能难以表达自己的情感和需求。他们可能在社交场合中显得笨拙或不适,难以建立友谊或维持亲密关系。

(2)语言和非语言沟通障碍:ASD 患儿可能面临语言发展延迟或缺乏的问题。他们的语言可能缺乏条理,难以理解或使用复杂的语法结构。同时,他们也可能难以理解或使用非语言沟通方式,如面部表情、手势和肢体语言。

(3)重复刻板行为:ASD 患儿可能表现出对某种特定行为或物品的过度迷恋,例如反复按开关、旋转物品等。他们也可能对某些规则或仪式严格坚持,如果这些规则被打破,他们可能会表现出情绪上的不适或焦虑。

(4)受限的兴趣爱好:ASD 患儿可能对某些特定的主题或活动表现出强烈的兴趣,但对其他大多数活动或事物缺乏兴趣。他们的兴趣非常狭窄,并且难以转移到其他领域。

(二)成因与诊断

ASD 的成因目前尚不完全清楚,但研究表明遗传和环境因素可能共同起作用。诊断 ASD 通常需要进行全面的评估和观察,包括观察患儿的行为和社交技能,以及进行标准化的评估和测试。专业人士会使用诊断工具如孤独症诊断观察量表(ADOS)和孤独症诊断访谈修订版 (ADI-R) 来协助诊断。

(三)治疗与干预

虽然孤独症没有根治方法,但通过各种干预措施可以显著提高患儿的生活质量和功能水平。

(1)行为和教育干预:应用行为分析(Applied behavior analysis,ABA)和结构化教学等策略,可帮助患儿学习社交技能和日常生活技能。

(2)语言疗法:针对沟通障碍的专业疗法,帮助患儿改善语言和非语言沟通能力。

(3)职业疗法：通过各种活动帮助患儿提高日常生活技能，如自我照顾和手部协调能力。

(4)药物治疗：虽然药物不能治愈 ASD 的核心症状，但可以用来控制一些相关症状，如焦虑、抑郁或行为问题。

(四)家庭和社会支持

对于 ASD 患儿和他们的家庭来说，社会支持和资源是非常重要的。ASD 家庭可以寻求专业的心理咨询和支持，以应对 ASD 带来的挑战和压力。此外，社区和政府机构也提供了许多有用的资源和支持，包括康复中心、特殊教育学校、家长支持小组和在线资源等。这些资源可以为 ASD 患儿和他们的家庭提供支持，帮助他们更好地应对 ASD 带来的挑战。

五、神经肌肉疾病

儿童神经肌肉疾病是一类涉及神经系统和肌肉系统的复杂疾病。它可能影响儿童的运动功能、日常生活能力以及整体的健康状况。儿童神经肌肉疾病的种类繁多，包括但不限于脊髓性肌萎缩症(Spinal muscular atrophy, SMA)、肌营养不良症(Muscular dystrophy, MD)、重症肌无力(Myasthenia gravis, MG)、先天性肌无力综合征(Congenital myasthenic syndromes,CMS)等。这些疾病通常具有遗传性，也可能由感染、中毒、代谢异常等因素引起。

(一)病因与发病机制

儿童神经肌肉疾病的病因复杂多样，主要包括遗传因素、环境因素和免疫因素。遗传因素在神经肌肉疾病中占据重要地位，许多疾病具有明确的遗传模式，如常染色体显性遗传、常染色体隐性遗传、X 连锁遗传等。环境因素如感染、中毒、营养缺乏等也可能导致神经肌肉疾病。免疫因素在某些神经肌肉疾病中也起到关键作用，如重症肌无力等。

在发病机制方面，儿童神经肌肉疾病通常涉及神经肌肉接头、肌肉纤维、神经传导等多个环节。例如，SMA 是由于脊髓前角运动神经元变性导致肌无力和肌萎缩；MD 是由于肌肉纤维的缺陷导致肌肉进行性退化和萎缩。

（二）临床表现

儿童神经肌肉疾病的主要临床表现包括肌无力、肌萎缩、肌肉疼痛、感觉异常等，具体症状可能因疾病类型、病程阶段和个体差异而有所不同。例如，SMA 患儿可能出现进行性加重的四肢近端肌无力，导致行走困难、站立不稳等；MD 患儿则可能出现肌肉进行性萎缩和无力，影响呼吸和心脏功能。

（三）诊断

儿童神经肌肉疾病的诊断需要综合考虑患儿的临床表现、家族史、体格检查以及实验室检查等多个方面。常用的诊断方法包括神经电生理检查（如肌电图、神经传导速度测定等）、影像学检查（如 MRI、CT 等）、血清学检查（如酶学检测、抗体检测等）以及基因诊断等。

（四）治疗

儿童神经肌肉疾病的治疗手段因疾病类型而异，主要包括药物治疗、物理治疗、手术治疗及康复训练等。药物治疗是神经肌肉疾病治疗的重要手段之一，如使用免疫抑制剂治疗重症肌无力等。物理治疗如按摩、针灸等可以缓解肌肉疼痛和僵硬。手术治疗在某些情况下也是必要的，如 SMA 的脊柱侧凸矫正手术等。康复训练对于提高患儿的运动功能和生活自理能力具有重要意义。

1. 药物治疗

(1)免疫抑制剂：用于治疗免疫介导的神经肌肉疾病，如重症肌无力，通过抑制免疫反应来减轻肌肉无力的症状。

(2)肌肉松弛剂：用于治疗肌肉痉挛或肌张力增高的疾病，如某些类型的肌营养不良症，通过减少肌肉张力来改善运动功能。

(3)镇痛药和抗炎药：用于缓解肌肉疼痛和炎症，减轻患儿的不适感。

(4)酶替代疗法：针对某些代谢性神经肌肉疾病，如庞贝氏症(Pompe disease)，通过补充缺失的酶来改善代谢异常。

2. 物理治疗

(1)运动疗法：通过特定的运动锻炼来提高肌肉力量和耐力，改善关节活动度，预防肌肉萎缩和关节僵硬。

(2)按摩和推拿：可以促进血液循环，缓解肌肉疼痛和僵硬，提高肌肉松弛度。

(3)物理治疗设备：如电疗、超声波等，可以通过物理手段来减轻肌肉疼痛、促进肌肉修复和增强肌肉力量。

3. 手术治疗

手术治疗在某些儿童神经肌肉疾病中也是必要的治疗手段。根据疾病类型和严重程度不同，手术可以达到矫正畸形、修复损伤、减轻症状等多种目的。

(1)脊柱手术：如SMA的脊柱侧凸矫正手术，可以改善患儿的站立和行走能力。

(2)神经肌肉修复手术：如MD的肌腱转移手术，可以改善肌肉力量和关节活动度。

（3）矫形器安装：对于存在肢体畸形的患儿，可以通过安装矫形器来改善外观和功能。

（五）康复与护理

儿童神经肌肉疾病的康复与护理是一个长期而复杂的过程。患儿需要接受全面的康复训练，包括物理训练、语言训练、心理训练等，以提高其运动功能、语言能力和社交能力。同时，家长和医护人员需要给予患儿充分的关爱和支持，帮助他们建立自信心和自尊心。在护理方面，需要注意保持患儿的皮肤清洁干燥，预防压疮和感染等并发症的发生。

（六）并发症与预后

儿童神经肌肉疾病可能导致多种并发症，如肺部感染、呼吸衰竭、心力衰竭等。这些并发症可能危及患儿的生命安全，需要及时治疗。预后方面，神经肌肉疾病的预后因疾病类型、治疗方法和个体差异而有所不同。部分疾病可以通过有效的治疗和康复训练达到较好的预后效果，但也有一些疾病难以治愈，需要长期治疗和护理。因此，治疗和护理儿童神经肌肉疾病需要耐心和信心，同时也需要家长和医护人员的共同努力。

第四节　免疫系统疾病

免疫系统疾病是涉及免疫系统功能异常的疾病，可以分为原发性和继发性两类。原发性免疫缺陷病（Primary immunodeficiency disease，PID）是由遗传因素引起的先天性疾病，而继发性免疫缺陷病（Secondary immunodeficiency disease，SID）则是由外部因素或其他疾病引起的免疫功能障碍。

一、PID

PID 是由于遗传因素导致的免疫系统缺陷，主要分为以下几类。

（一）重症联合免疫缺陷（Severe combined immunodeficiency, SCID）

SCID 是一种罕见的遗传性疾病。主要表现为细胞免疫和体液免疫联合缺陷，对免疫系统造成严重损伤。

1. 疾病特点

（1）遗传方式：SCID 通常为 X 连锁隐性遗传或常染色体隐性遗传病。

（2）免疫系统损伤：患儿的细胞免疫和体液免疫功能均存在严重缺陷，无法有效抵御细菌、真菌和病毒等病原体入侵。

（3）预后较差：患儿在婴幼儿期多因无法控制的反复感染而致命。

2. 临床症状

（1）反复感染：感染可发生在任何部位，以呼吸系统、消化系统最为常见。

（2）慢性腹泻：由于免疫系统异常，患儿可能出现慢性腹泻，严重时可能导致脱水和电解质紊乱。

（3）生长迟缓：由于长期处于感染状态，身体消耗较大，导致生长迟缓。

（4）贫血：患儿可能因巨球蛋白血症等血液淋巴造血组织增生性疾病导致贫血。

（5）自身免疫性疾病：由于免疫系统功能异常，患儿可能攻击自身的组织和器官，引发自身免疫性疾病。

3. 治疗

（1）骨髓移植：骨髓移植是治疗 SCID 最有效的方法之一。该方法通过将匹配的健康骨髓捐献者的造血干细胞植入患儿体内，以重建其免疫系统。骨髓移植的成功率取决于多种因素，包括供体与受体的匹配程度、移植前的预处理方案以及移植后的护理等。在移植后,患儿需要接受长期的免疫抑制治疗,以预防移植物抗宿主病的发生。

（2）免疫调节治疗：对于无法进行骨髓移植或等待骨髓移植的患儿,免疫调节治疗可以作为一种辅助治疗方法。通过给予免疫调节药物,如环孢素A、氨甲蝶呤等,抑制异常的免疫反应,减轻病情。然而,这些药物通常需要长期使用,且存在一定的不良反应,如肝肾功能损害等,因此需要定期监测病情和调整剂量。

（3）抗感染治疗：由于SCID患儿的免疫系统功能低下,他们极易受到各种病原体的侵袭。因此,抗感染治疗是治疗该疾病的重要措施之一。根据患儿的感染类型和严重程度,医生会选择合适的抗生素、抗病毒药物等进行治疗。在治疗过程中,医生需要密切关注患儿的病情变化,及时调整治疗方案。

（4）营养支持治疗：SCID患儿由于长期感染、消化不良等原因,往往存在营养不良的情况。因此,营养支持治疗对于改善患儿的营养状况、提高生活质量具有重要意义。医生会根据患儿的具体情况制订个性化的饮食方案,提供高热量、高蛋白、富含维生素和矿物质的食物。对于无法进食或营养状况极差的患儿,可以考虑给予肠外营养支持。

（5）基因治疗：基因治疗是一种新兴的治疗方法,通过修正患儿体内缺陷的基因来恢复其免疫功能。然而,目前基因治疗技术尚不成熟,仍处于研究阶段。未来随着技术的不断进步和临床应用的推广,基因治疗有望成为治疗SCID的有效手段之一。

（6）脐带血干细胞移植：脐带血干细胞移植是近年来兴起的一种治疗方法,通过采集新生儿脐带血中的造血干细胞进行移植,以重建患儿的免疫系统。脐带血干细胞具有来源丰富、采集方便、免疫原性低等优点，因此在治疗SCID方面具有较大的潜力。然而，目前脐带血干细胞移植的成功率仍有一定的波动，需要进一步研究和探索。

4.日常护理

患儿应保持良好的个人卫生习惯，避免接触可能存在传染风险的人群和环境，定期监测病情变化，及时发现并处理感染或其他并发症。

（二）X连锁无丙种球蛋白血症（X-linked agammaglobulinemia,XLA）

XLA也称为Bruton无丙种球蛋白血症或Bruton病，是一种X染色体隐性遗传的原发性免疫缺陷病。该病主要影响B细胞系列发育，导致免疫球蛋白缺乏，尤其是IgG缺乏，使患儿无法对抗多种感染。

1.病因

XLA的病因主要是Bruton酪氨酸激酶（BTK）基因缺陷。BTK基因位于X染色体q21.3～22，其突变导致B细胞分化障碍，使成熟B细胞的寿命缩短，外周血缺乏B细胞和浆细胞，进而导致各类免疫球蛋白合成不足。

2.症状

（1）反复感染：由于免疫球蛋白缺乏，患儿从出生后4～12个月开始，反复发生严重的细菌感染，主要累及呼吸道、胃肠道、皮肤、中枢神经等，常见有支气管炎、肺炎、中耳炎等，也可发生脑膜炎、骨髓炎及化脓性关节炎等。

（2）营养不良和生长发育延迟：由于反复感染，XLA患儿普遍存在营养不良和生长发育延迟。

（3）其他症状：易发生过敏性、风湿样疾病和自身免疫性疾病等。

3.诊断

（1）实验室检查：①血清免疫球蛋白测定，血清免疫球蛋白总量通常少于

250mg/dL，远低于正常值。IgG 水平特别低，一般低于 2g/L，有时甚至测不出。IgA、IgM、IgD 和 IgE 等其他类型的免疫球蛋白也显著低于正常值。②外周血 B 细胞计数及百分比，B 细胞数量显著减少，导致在循环中表面带有 Ig 样抗原的 B 细胞显著减少。外周血中淋巴细胞数值正常，但 T 细胞的百分比上升，而 B 细胞的比例很低。③特异性抗体检测，在抗原刺激下不能产生相应的特异性抗体，提示患儿的体液免疫功能受损。④血清蛋白电泳，丙种球蛋白极低甚至测不出，这是 XLA 的一个典型特征。⑤ BTK 基因检测，遗传学分析结果证实，致病基因 BTK 定位于 X 染色体 q21.3~22。BTK 的主要突变类型为点突变，其次为碱基缺失突变和剪接突变。通过基因检测可以明确患儿是否携带该基因突变。

（2）诊断流程：①根据患儿的临床表现，如有反复发生的严重细菌感染、营养不良和生长发育延迟等症状，考虑 XLA 的可能性。②进行血清免疫球蛋白测定、外周血 B 细胞计数及百分比、特异性抗体检测等实验室检查，进一步支持 XLA 的诊断。③如有必要，进行 BTK 基因检测，以明确遗传诊断。

4．治疗

XLA 目前尚无治愈方法，但早期治疗可以显著改善预后。

（1）免疫球蛋白替代治疗：这是目前针对 XLA 最有效的治疗方法。通过定期向患儿体内输注外源性免疫球蛋白（IVIG），以补充患儿体内缺失的免疫球蛋白，提高其抗感染能力。

治疗过程：起始剂量一般为 400~600 mg/kg，具体剂量需根据患儿体重和病情严重程度进行调整。治疗频率一般为每 2~4 周一次，具体频率需根据患儿的免疫球蛋白水平和感染情况来确定。治疗目标是维持患儿体内的免疫球蛋白水平在正常上限，以确保其有足够的抵抗力对抗感染。

注意事项：在输注过程中，需密切监测患儿的生命体征和可能出现的不良反应。对于长期接受IVIG治疗的患儿，应定期进行血液检查，以监测肝功能、肾功能等指标的变化。

（2）手术治疗：虽然目前无直接手术治疗XLA的方法，但异基因骨髓移植可作为一种潜在的治疗手段。通过移植健康的骨髓细胞到患儿体内，帮助患儿重建正常的免疫系统。但这种方法风险较高，需要严格筛选患儿和供体，并在移植前后进行长期的医疗护理。

（3）其他治疗：①基因治疗。理论上，通过基因治疗技术将正常的BTK基因导入患儿体内，替代有缺陷的基因，可以根治XLA。但目前这项技术仍处于研究阶段，尚未广泛应用于临床。②支持治疗，包括营养支持、生活及卫生条件的改善、预防感染、适当的体育锻炼、良好心理状态的维护等，这些措施有助于提高患儿的生活质量，减少并发症。

（4）注意事项：①接受治疗的XLA患儿需要定期监测血清免疫球蛋白水平、血常规、肝肾功能等指标，以便及时发现并处理可能出现的问题。②由于XLA患儿免疫功能低下，容易发生感染。因此，在日常生活中需要特别注意个人卫生和环境卫生。一旦出现感染症状，应及时就医治疗。③患儿及家属应充分了解XLA的治疗方案和注意事项，并严格遵循医生的指导进行治疗和护理。如有任何疑问或不适，及时向医生咨询和求助。

5. 发病率与遗传

XLA的发病率较低，为1.0/10万～2.0/10万。由于其为X染色体隐性遗传病，故患儿多为男性，女性多为携带者。

6. 预后

早期诊断并辅以合理的免疫球蛋白替代治疗和抗菌药物治疗的患儿预

后较好，可以生存到成年。未经及时治疗的患儿可因严重的并发症死亡，预后极差。

（三）常见变异型免疫缺陷病（Common variable immunodeficiency disease, CVID）

CVID是一种较常见的原发性免疫缺陷疾病，它影响患儿的免疫系统，使其无法正常产生足够的抗体，从而增加了感染的风险。这种疾病可能发生于儿童或成人，但通常在青少年晚期或成年早期被诊断。CVID的确切病因尚未明确，但研究表明，该疾病可能与多种因素有关，包括遗传、环境、感染等。遗传因素在CVID的发病中起重要作用，许多患儿存在与B细胞发育和功能相关的基因变异。此外，某些环境因素（如化学物质、辐射等）和感染（如病毒感染）也可能诱发CVID。

1.临床表现

（1）反复发生的细菌感染：由于免疫球蛋白水平降低，患儿易发生呼吸道、胃肠道、皮肤和泌尿系统等部位的感染。

（2）自身免疫性疾病：部分CVID患儿可并发自身免疫性疾病，如溶血性贫血、类风湿性关节炎、系统性红斑狼疮等。

（3）淋巴组织增生：CVID患儿可出现脾大、淋巴结肿大等淋巴组织增生的表现。

（4）胃肠道症状：如腹泻、腹痛、恶心等。

2.诊断

CVID的诊断需综合考虑患儿的临床表现、实验室检查结果和家族史。诊断依据主要有以下几点。

（1）反复发生细菌感染，尤其是呼吸道、胃肠道、皮肤和泌尿系统等部位的感染。

（2）血清免疫球蛋白水平降低，尤其是 IgG 水平降低。

（3）外周血 B 细胞数量减少，T 细胞数量可能正常或略增。

（4）特异性抗体功能受损，对多种病原体的抵抗力降低。

（5）排除其他可能导致免疫球蛋白水平降低的疾病，如肾病综合征、恶性肿瘤等。

3. 治疗

虽然 CVID 是一种慢性疾病，目前无法根治，但通过及时诊断和有效管理，多数患儿可以维持较好的生活质量。关键在于早期识别症状，进行精确诊断，并实施适当的治疗和监控策略。对患儿进行综合管理，特别是在处理反复感染和避免严重并发症方面，是提高其生活质量的关键。

（1）药物治疗：①免疫球蛋白替代疗法。通过定期静脉注射免疫球蛋白，补充患儿体内缺乏的免疫球蛋白，增强机体对病原体的抵抗力。②抗生素预防和治疗。根据患儿病情和感染情况，选择适当的抗生素进行预防和治疗，以降低感染风险。③免疫抑制剂。对于并发自身免疫性疾病的 CVID 患儿，可使用免疫抑制剂控制病情，减少炎症反应。

（2）手术治疗：目前，手术治疗在 CVID 治疗中并非主流方法，但在某些特殊情况下，如脾肿大影响患儿生活质量或并发脾功能亢进时，可考虑进行脾切除术。但需注意，脾切除术后患儿的感染风险可能增加。

（3）抗病毒治疗：CVID 患儿易发生病毒感染，如疱疹病毒、肝炎病毒等。抗病毒治疗主要针对已感染的病毒，使用抗病毒药物抑制病毒复制，减轻病毒对机体的损害。

（4）免疫调节治疗：①免疫增强剂，如胸腺肽、转移因子等，可刺激机体免疫系统，增强免疫功能。②免疫调节剂，如免疫抑制剂和免疫刺激剂，可平衡患儿体内免疫功能，减轻炎症反应和自身免疫性损伤。

（5）免疫重建治疗：①骨髓移植。通过移植健康供体的骨髓细胞，帮助患儿重建正常的免疫系统。但骨髓移植风险较高，需严格筛选供体和患儿。②脐带血干细胞移植。脐带血中含有丰富的干细胞，可用于免疫重建治疗。但该方法目前仍处于研究阶段，临床应用较少。

（6）干细胞移植：是一种具有潜力的治疗方法，即通过输注干细胞来修复或替代受损的免疫系统。但干细胞移植技术复杂，风险较高，目前仍处于研究和临床试验阶段。

（7）基因治疗：是针对 CVID 患儿基因突变进行的治疗，通过向患儿体内导入正常的基因来纠正缺陷基因。然而，目前基因治疗技术尚未成熟，且存在伦理和安全性问题，尚未广泛应用于 CVID 治疗。

（四）慢性肉芽肿病（Chronic granulomatous disease，CGD）

CGD 是一种罕见的遗传性免疫缺陷病，由于吞噬细胞中的还原型烟酰胺腺嘌呤二核苷酸磷酸（NADPH）氧化酶复合体缺陷，导致这些细胞无法有效杀灭吞噬的病原体。

1.病因

CGD 是由 NADPH 氧化酶复合体的基因突变引起的，主要有以下遗传方式。

（1）X 连锁隐性遗传：最常见，由 CYBB 基因突变引起，约占 CGD 病例的 70%。

（2）常染色体隐性遗传：由 CYBA、NCF1、NCF2 或 NCF4 基因突变引起，约占 CGD 病例的 30%。

2. 症状

CGD 患儿的免疫系统无法有效对抗细菌和真菌感染，主要症状包括以下几点。

（1）反复严重感染：常见感染部位包括皮肤、肺、淋巴结、肝和骨骼。常见病原体包括金黄色葡萄球菌、曲霉菌、绿脓杆菌和沙门菌。

（2）肉芽肿形成：由于慢性炎症反应，患儿体内常形成肉芽肿，可能导致肠道、泌尿道和其他器官的梗阻。

（3）脓肿：皮肤和内脏器官的脓肿，如肝脓肿、肺脓肿。

（4）慢性炎症：长期存在的炎症可能导致组织损伤和功能障碍。

（5）发热和疲劳：反复感染和慢性炎症可引起发热和全身疲劳乏力。

3. 诊断

（1）病史和体格检查：详细询问感染史、家族史，进行全面体格检查。

（2）功能测试：可应用氮蓝四唑试验评估吞噬细胞的氧化杀菌能力。用二氢罗丹明流式细胞术可检测 NADPH 氧化酶复合体功能。

（3）基因检测：确定具体的基因突变类型，明确遗传方式。

（4）影像学检查：如 X 线、CT 和 MRI，评估感染部位和肉芽肿形成情况。

4. 治疗

（1）一般治疗：对于慢性肉芽肿病患儿，一般治疗包括维持良好的营养状态、避免感染、保持环境卫生等。患儿应保持健康的生活方式，包括均衡饮食、充足休息、适度锻炼等，以增强身体抵抗力。同时，患儿应尽量避免与感染原接触，减少感染的风险。

（2）药物治疗：是慢性肉芽肿病的主要治疗方法之一。针对患儿的感染情况，医生会根据病情选用合适的抗生素进行治疗。常用药物包括磺胺类药物、克林霉素、氟康唑等，这些药物能有效控制感染，减少并发症的发生。同时，一些免疫调节药物如干扰素、免疫球蛋白等也可用于治疗慢性肉芽肿病，以增强患儿的免疫功能。

（3）物理治疗：在慢性肉芽肿病的治疗中也有应用。例如，紫外线照射可以促进患儿体内维生素D的合成，有助于改善钙磷代谢，减少骨骼畸形的发生。此外，物理疗法如按摩、理疗等可帮助患儿缓解肌肉疼痛和关节僵硬等症状。

（4）手术治疗：在某些情况下，慢性肉芽肿病患儿可能需要进行手术治疗。例如，对于严重的肺部感染或脓肿形成，可能需要通过手术引流或切除病变组织。此外，对于因慢性肉芽肿病导致的器官功能衰竭或严重并发症，如肝功能衰竭、肾功能衰竭等，可能需要通过器官移植手术进行治疗。

（5）其他治疗：除了上述治疗方法外，还有一些其他方法可用于慢性肉芽肿病的治疗。例如，基因治疗是近年来备受关注的一种治疗方法，通过修复或替换患儿体内缺陷的基因，从根本上治疗疾病。然而，目前基因治疗技术仍处于研究阶段，尚未广泛应用于临床。此外，干细胞移植也是一种具有潜力的治疗方法，通过输注干细胞来修复或替代受损的免疫系统。但干细胞移植技术复杂，风险较高，目前仍处于研究和临床试验阶段。

5. 预防

（1）感染预防：保持良好的个人和环境卫生，避免接触感染原，避免去人多的公共场所。

（2）疫苗接种：避免使用活疫苗，如卡介苗（BCG）、口服脊髓灰质炎疫苗（OPV）等。

（3）营养支持：提供均衡的饮食，增强免疫功能。

(4)定期体检：早期发现和治疗潜在的感染和并发症。

(5)家庭防护：家庭成员和接触者应接种疫苗，预防传染病传播。

(五)WAS 综合征(Wiskott-Aldrich syndrome)

这是一种罕见的 X 连锁隐性遗传性免疫缺陷病，主要表现为免疫功能低下、湿疹和血小板减少。

1.病因

该病是由 WAS 基因突变引起的。WAS 基因位于 X 染色体上，编码 WAS 蛋白，该蛋白在血小板和免疫细胞的功能中起重要作用。由于 WAS 蛋白缺陷，患儿的免疫系统和血小板功能受到严重影响。

2.症状

该病的典型症状通常在婴儿期出现，主要包括以下方面。

(1)反复感染：患儿易患细菌、病毒和真菌感染，常见感染部位包括耳朵、鼻窦、肺和皮肤。

(2)湿疹：类似特应性皮炎的湿疹，常见于面部、头皮和四肢。

(3)血小板减少：血小板数量减少，导致出血倾向，如皮肤瘀斑、鼻出血、口腔出血和术后出血不止。

(4)自身免疫性疾病：包括溶血性贫血、血小板减少性紫癜、类风湿性关节炎等。

(5)恶性肿瘤：一些患儿在青少年或成年期可能发展成淋巴瘤或白血病。

3.诊断

该病的诊断依赖于综合病史、体格检查和实验室检查。

(1)病史及体格检查：详细询问感染史、出血史、湿疹情况和家族史，进行全面体格检查。

（2）血液检测：通过全血细胞计数可检测血小板数量和形态。免疫球蛋白检测可见血清 IgM 水平低，IgA 和 IgG 水平可能升高。

（3）功能测试：评估 T 细胞和 B 细胞功能。

（4）基因检测：确诊 WAS 基因突变，明确遗传方式。

（5）影像学检查：如 X 线、CT 和 MRI，评估感染和脏器受累情况。

4. 治疗

（1）药物治疗：①抗生素和抗病毒药物，用于预防感染。长期预防性使用广谱抗生素，如阿奇霉素或甲氧苄啶 / 磺胺甲噁唑，以预防细菌感染。抗病毒药物如阿昔洛韦，用于预防和治疗病毒感染，尤其是单纯疱疹病毒和水痘 – 带状疱疹病毒。抗真菌药物如氟康唑，用于预防和治疗真菌感染。②免疫球蛋白替代疗法。定期静脉注射 IVIG 或皮下注射免疫球蛋白以补充患儿缺乏的抗体，增强其对感染的抵抗力。通常每月进行 1 次或根据医生建议的频率进行。③免疫抑制药物，用于治疗自身免疫性疾病，如溶血性贫血和血小板减少性紫癜（Idiopathic thrombocytopenic purpura,ITP）。常用药物包括糖皮质激素如泼尼松，免疫抑制剂如环磷酰胺、环孢素和霉酚酸酯。④血小板输注，用于控制严重出血，尤其在手术或外伤后。注意避免频繁输注，以防止产生抗体，导致输注效果下降。

（2）支持性疗法：旨在提高患儿的生活质量，减轻症状和并发症。①湿疹管理，局部应用类固醇类药物减轻炎症和瘙痒。应用保湿剂以保持皮肤湿润，防止干燥和开裂。尽量避免已知的过敏原和刺激物，如某些食品、宠物皮屑和灰尘。②营养支持，提供均衡饮食，增强免疫功能。对于营养不良的患儿，可能需要补充维生素和矿物质。③生活方式调整。避免剧烈运动和外伤，防止出血和感染；保持良好的卫生习惯，预防感染，减少患病风险。

（3）治愈性治疗：目标是通过修复患儿的免疫系统，彻底治愈疾病。目前，骨髓移植和基因治疗是两种主要的治愈性治疗方法。①骨髓移植，也称造血干细胞移植，是治疗该病的首选方法。通过移植健康供体的造血干细胞，恢复患儿的免疫功能。供体优先选择人类白细胞抗原（HLA）完全匹配的兄弟姐妹或父母，或使用脐带血作为供体。预处理方案通常包括放疗和化疗，以清除患儿的造血干细胞，降低排斥反应风险。移植后注意监测移植后的并发症，如移植物抗宿主病（GVHD），进行免疫抑制治疗。②基因治疗。通过在患儿的造血干细胞中引入正常的 WAS 基因，纠正基因缺陷。自体造血干细胞基因治疗是采集患儿的造血干细胞，体外引入正常的 WAS 基因，然后回输给患儿。基因编辑技术如 CRISPR/Cas9，可用于精确修复 WAS 基因突变。

（4）预防：①感染预防。保持良好的个人和环境卫生，避免接触感染原，避免去人多的公共场所。②疫苗接种。避免使用活疫苗，如 BCG、OPV 等。推荐接种灭活疫苗，如流感疫苗和肺炎疫苗。③出血防护。避免剧烈运动和外伤，及时处理小伤口，预防出血。④营养支持。提供均衡的饮食，增强免疫功能。⑤定期体检。早期发现和治疗潜在的感染和并发症。⑥家庭防护。家庭成员和接触者应接种疫苗，预防传染病传播。

二、SID

SID 是由于外部因素或其他疾病引起的免疫功能障碍，儿童常见的为营养不良。

儿童营养不良是一个全球性问题，尤其在发展中国家更为普遍。营养不良不仅影响儿童的生长发育，还会影响其学习能力和健康状况。

1. 营养不良的类型

（1）蛋白质－能量营养不良（Protein-energy malnutrition, PEM）：是一种严重的营养不良，主要包括消瘦型营养不良和水肿型营养不良两种类型。

（2）微量营养素缺乏：常见的微量营养素缺乏症包括缺铁性贫血、维生素 A 缺乏症、碘缺乏症和锌缺乏症。这些缺乏症会导致各种健康问题，如视力问题、免疫功能低下和生长发育迟缓。

2. 原因和风险因素

（1）经济困难：贫困是营养不良的主要社会经济原因。

（2）知识缺乏：家庭和社区对营养知识的缺乏会导致饮食不均衡。

（3）疾病：某些疾病（如腹泻、肠道寄生虫感染等）导致营养需求增加，食物摄入减少，加剧营养流失。

（4）文化因素：一些文化习俗和饮食偏好也可能导致营养不均衡。

3. 影响和后果

（1）身体发育受阻：营养不良直接影响儿童的身高和体重增长。

（2）免疫系统功能下降：营养不足会削弱免疫系统，增加感染的风险。

（3）认知发展和学习能力受损：长期营养不良会影响大脑发育，进而影响学习和认知功能。

4. 诊断和评估

（1）身体测量：使用身高和体重与年龄相比较的标准（如体重指数）。

（2）临床评估：检查身体状况，寻找营养不良的体征（如头发和皮肤的变化）。

（3）血液检测：检查血液中的营养素水平，如血红蛋白和微量营养素。

5. 预防

（1）教育提升：增强家庭和社区对健康饮食及相关营养知识的积累。

（2）改善经济条件：通过社会经济发展提高家庭的食品获取能力。

（3）公共健康政策：实施针对性的营养补充和食品强化计划。

6. 治疗

治疗儿童营养不良的主要目标是通过恢复营养平衡和支持健康发展来纠正营养缺乏。

（1）营养补充：增加热量和蛋白质的摄入，特别是对 PEM 患儿。可使用高营养密度的营养补充品，如特制的营养膏或混合物。此外，针对特定的缺乏症，如铁、锌、维生素 A 和碘等进行相应营养素的补充，这些都是儿童生长和发育中必不可少的营养素。

（2）饮食管理：确保饮食中包含足够的碳水化合物、脂肪和蛋白质，以及必要的维生素和矿物质。对于消化功能较弱的儿童，可提供小分量、高营养价值的食物，一天多餐，以促进营养的吸收和利用。

（3）疾病管理：如有必要，治疗与营养不良相关的疾病，如腹泻、感染和寄生虫病。此外，营养不良儿童的免疫系统可能受到抑制，增加感染的风险，因此及时预防和治疗感染非常重要。

（4）教育和支持：教育家长和照顾者，让其了解儿童健康饮食和营养的重要性，以及如何预防和识别营养不良的迹象。定期跟踪儿童的生长和发育情况，调整治疗方案，以确保儿童的营养需求得到满足。

（5）社会干预：包括加强食品安全与公共卫生等。①加强食品安全，在社区层面上实施食物援助和强化食品项目，以改善低收入家庭的食物可及性和质量。②公共卫生措施。推广公共卫生政策和计划，如学校营养项目和母婴健康服务，以提高整个社区的营养水平。

（6）中医治疗：中医治疗儿童营养不良采用整体调理和个体化治疗相结合的方法，通过调和脏腑、疏通经络、调整饮食和生活方式来恢复和增强身体的自我调节能力。①中药治疗。中医认为脾胃是“后天之本”，是营养吸收和血液生成的重要器官，所以很注重健脾益气，常用中药有党参、白术、茯苓、黄芪等，可用于增强食欲、改善消化、提高营养吸收；对于因营养不良导致的血虚症状（如面色苍白、疲劳无力），可以使用当归、熟地黄、黄芪等药物来补血补气。② 膳食疗法。使用山药、扁豆、薏苡仁等食物制作药膳，可帮助调理脾胃，增强食欲和消化；推荐多吃小米粥、绿豆粥、鸡蛋羹等易消化且可滋养身体的膳食；鼓励使用五谷杂粮为主食，如黑米、红豆、薏米等，这些食材具有很好的健脾除湿、补养身体的功效。③按摩和针灸。针对小儿特定的经络和穴位进行按摩，可以促进气血运行，增强消化功能。针灸治疗适用于年龄较大的儿童，通过针灸调节内脏功能和气血经络，可帮助改善营养吸收和身体健康。

第五节　传染类疾病

儿童传染性疾病是指由各种病原体如细菌、病毒、真菌或寄生虫引起的疾病，这些病原体可通过不同途径如空气、接触或体液传播。以下是一些常见的儿童传染性疾病。

一、病毒性疾病

（一）水痘

水痘是一种常见的儿童期传染病，由水痘－带状疱疹病毒（VZV）引起。这种病毒具有高度传染性，可以通过空气飞沫或直接接触水痘患儿的皮肤病变传播。水痘不仅影响儿童的皮肤健康，还可能引起一系列全身症状，如发热、头痛和不适。

1. 症状

（1）初期症状：通常包括发热、疲倦、头痛、食欲下降等全身症状。这些症状一般在水痘皮疹出现前 1~2 天出现。

（2）皮肤症状：水痘最明显的特征是皮肤上出现红色丘疹，这些丘疹会迅速发展为充满液体的水疱，随后结痂并脱落。水疱通常首先出现在躯干，然后扩散到面部和四肢。水疱可能伴随瘙痒感，患儿可能会因搔抓而引发感染。

2. 传播途径

水痘主要通过飞沫传播，即感染者咳嗽或打喷嚏时释放的病毒颗粒可以通过空气传播。此外，直接接触水痘患儿的皮肤病变，如疱疹液，也是传播病毒的主要途径。病毒在疱疹结痂之前都具有传染性。

3. 并发症

尽管大多数水痘病例症状较轻且可以自行恢复，但部分儿童可能会出现并发症。常见并发症包括皮肤感染（如蜂窝织炎）、肺炎和脑炎。免疫系统较弱的儿童（如新生儿、患有慢性疾病的儿童）以及未接种水痘疫苗的青少年和成人更容易出现严重并发症。

4. 预防

（1）接种疫苗：水痘疫苗是预防水痘的有效手段。建议儿童在 1 岁后接种第一剂水痘疫苗，并在 4~6 岁时接种第二剂。

（2）避免接触：在水痘高发季节，避免与感染者密切接触可以降低感染风险。如果家庭成员中有水痘患儿，应保持室内空气流通，并隔离患儿直至疱疹结痂。

（3）注意个人卫生：保持良好的个人卫生习惯，如勤洗手、避免搔抓皮肤等，有助于减少病毒传播。

5. 治疗

（1）一般治疗：①隔离患儿。水痘患儿在发病期间应被隔离，以免将病毒传播给他人。特别是在疱疹结痂之前，传染性最强。②休息与饮食。患儿应保证充足的休息，并摄入清淡、易消化的食物，以增强身体抵抗力。③皮肤护理。保持皮肤清洁，避免搔抓疱疹，以防止继发感染。对于瘙痒明显的患儿，可以穿宽松、透气的衣物，避免过热、过潮。

（2）药物治疗：①抗病毒药物。对于重症水痘患儿或免疫功能低下的患儿，可以在医生的建议下使用阿昔洛韦等抗病毒药物进行治疗。这些药物能够缩短病程、减轻症状，但需要在医生的指导下使用。②抗组胺药物。对于瘙痒症状明显的患儿，可以使用抗组胺药物来缓解瘙痒。例如，氯雷他定片等可以有效减轻患儿的瘙痒感。③外涂药物。对于皮肤破损或继发感染的患儿，可以使用外涂药物进行治疗。例如，炉甘石洗剂可以快速减轻痒感，而碘伏则可以消毒并止痒。但需要注意，如果疱疹已经溃破，应避免使用炉甘石洗剂。④抗生素药物。对于继发细菌感染的患儿，需要使用抗生素进行治疗。这些药物能够抗菌消炎、缓解不适症状，但同样需要在医生指导下使用。

（3）中医治疗：水痘的中医治疗主要侧重于清热燥湿解毒，根据病情的轻重和具体证型，采用不同的治疗方法，进行个体化治疗。①风热型，起病迅速，头面部疱疹为主，疱液透明清澈、基底发红，伴有瘙痒，舌淡红，苔薄黄。治宜疏风解表、清热祛湿。常用方剂有银翘散合桑菊饮加减。② 湿热型，多见于体质虚弱的患儿，疱疹稠密、色紫暗，痘浆混浊不透亮，甚至口腔亦见疱疹，伴有口干欲饮、大便干结、小便短赤，舌苔黄厚而干，脉洪数或滑数。治疗当清热利湿。常用方剂有茵陈蒿汤加减。还可根据病情选用五福化毒丸、清胃解毒汤等具有清热解毒、凉血消肿功效的方剂，有助于改善水痘症状。③中药外用。除内服中药外，还可使用黄柏、马齿苋等中药，用水煎煮后取汁敷于患处，有助于缓解水痘引起的瘙痒和不适。

（4）药膳辅助治疗。板蓝根银花糖：取板蓝根 100g，金银花 50g，甘草 15g，加适量清水煎煮。煮好后去掉药渣，加适量冰糖，每次给孩子服用 10mL，每天服用 3~4 次。可以帮助改善水痘带来的不适感。

（5）注意事项：①患儿在用药时应谨遵医嘱，不可自行服药。特别是抗病毒和抗生素类药物，应按照医生的建议使用。②对于水痘患儿，应避免使用阿司匹林等可能引起瑞氏综合征的药物。③对于发热的患儿，可以适量使用退热药物进行降温，但需要在医生的指导下使用。④在治疗期间，患儿应注意休息，避免剧烈运动和劳累。

（二）麻疹

麻疹是一种由麻疹病毒引起的急性呼吸道传染病，具有高度传染性，在儿童中尤为常见。其传染性极强，未接种麻疹疫苗的儿童是主要易感人群。麻疹病毒主要通过呼吸道分泌物飞沫传播，也可以通过直接接触患儿的分泌物进行传播。在人口密集且未普遍接种疫苗的地区，麻疹通常每2~3年会发生一次大流行。

1. 临床表现

（1）潜伏期：通常为6~18天，患儿在此期间可能无明显症状，但已具有传染性。

（2）前驱期：持续3~4天，患儿可能出现发热、咳嗽、流涕、流泪、畏光、眼结膜炎等症状。此外，患儿口腔内两颊黏膜近臼齿处可出现多个0.5~1mm大小的白色斑点，周围有红晕，这是麻疹特有的黏膜斑（柯氏斑）。

（3）出疹期：在发热后3~4天，患儿面部开始出现红色斑丘疹，随后皮疹逐渐向下发展至全身，出疹期持续3~5天。皮疹初为淡红色斑丘疹，后转为暗红色，疹间皮肤颜色正常。在皮疹达到高峰后，患儿体温逐渐下降，皮疹也逐渐消退。

（4）恢复期：皮疹消退后，患儿皮肤会留下糠麸样脱屑和棕色色素沉着斑。这一阶段通常会持续几天至几周不等。

2. 并发症

麻疹患儿可能并发多种呼吸道疾病，如中耳炎、喉气管炎、肺炎等，其中肺炎是麻疹最常见的并发症之一。少数患儿还可能引起麻疹脑炎、亚急性硬化性全脑炎等严重并发症。

3. 预防与治疗

（1）预防：接种麻疹疫苗是预防麻疹最有效的措施。我国国家免疫规划疫苗儿童免疫程序规定，儿童应在8月龄和18月龄时分别接种1剂麻腮风疫苗。此外，保持室内空气流通、避免与患儿密切接触、注意个人卫生等也有助于预防麻疹的传播。

（2）治疗：目前尚无特效药物治疗麻疹。治疗以对症支持治疗为主，包括隔离患儿、卧床休息、保持室内适宜温湿度、及时清洁口鼻和皮肤等。对于高热症状，可口服解热药物进行治疗；对于咳嗽症状，可使用镇咳药或进行雾化吸入治疗。此外，在麻疹急性期，建议补充维生素A以预防重症麻疹及并发症。

（三）流行性腮腺炎

流行性腮腺炎简称腮腺炎，是涎液腺中最大的腺体——腮腺的炎症。腮腺位于两侧面颊近耳垂处，发生炎症时，可表现为单侧或双侧腮腺肿大，且通常以耳垂为中心。

1. 病因

（1）感染性因素：包括细菌性腮腺炎和病毒性腮腺炎。其中，细菌性腮腺炎主要由金黄色葡萄球菌和链球菌引起，而病毒性腮腺炎则多由腮腺炎病毒（也可包括单纯疱疹病毒、柯萨奇病毒、甲型流感病毒等）感染导致。

（2）免疫性因素：如干燥综合征、米库利奇病等慢性自身免疫性疾病可能引起慢性自身免疫性腮腺炎。

（3）阻塞性因素：主要因腮腺管及分支堵塞而引起细菌感染，如涎腺结石、黏液栓等，偶见肿瘤。

（4）其他因素：如慢性非特异性腮腺炎、复发性儿童腮腺炎等通常无法确定原因。

2. 临床表现

（1）潜伏期：一般为10~15天，在此期间患儿可能无明显症状，或仅出现低热、食欲不振等症状。

（2）前驱期：出现发热、肌肉酸痛、食欲不振等症状，但大多数患儿的这些症状并不明显。

（3）腺肿期：腮腺肿大，伴随酸痛等症状，患儿可能同时出现发热。

（4）并发症期：如治疗不及时，可能导致脑膜炎等并发症，此时患儿可能出现头痛、呕吐、嗜睡等症状。

3. 治疗

（1）药物治疗：①抗病毒药物，适用于病毒感染所致腮腺炎。利巴韦林，能够针对特定的病原体，即腮腺炎病毒，起到抑制或清除作用，从而缓解由其引起的发热、头痛等症状，用法用量通常为口服或注射给药，根据医嘱选择合适剂量及疗程；阿昔洛韦，可以针对病毒复制过程中的特定步骤进行抑制，从而达到抗病毒效果，用法用量及疗程应遵医嘱。②抗生素，主要适用于细菌感染所致并发症。通过口服或静脉滴注的方式给药，旨在控制炎症，防止继发性耳聋、脑膜炎等严重后果的发生。使用抗生素治疗时应明确是否存在细菌感染的并发症，并根据医嘱选择合适的药物。③镇痛药物。对于腮腺炎引起的局部疼痛，可以使用镇痛药物进行缓解。包括非甾体抗炎药和中枢镇痛药，如布洛芬、对乙酰氨基酚等。这些药物能够减轻疼痛，提高患儿的生活质量。

注意事项：腮腺炎是呼吸道传染性疾病，需要隔离治疗，尽量避免患儿与他人密切接触。在药物治疗的同时，腮腺炎患儿还需保证充足的休息，避免剧烈运动，以免加重病情。并且注意口腔卫生，避免食用酸辣刺激性食物，以免诱发或加剧疼痛感。

（2）物理疗法：①热敷，是腮腺炎物理疗法中的常用方法。通过热敷可以促进腮腺区域的血液循环，缓解局部疼痛，减轻肿胀。可以使用热毛巾、热水袋等进行热敷，每次热敷时间约20分钟，每日2~3次。需要注意的是，热敷时应避免温度过高，以免烫伤皮肤。②冷敷，在腮腺炎的初期阶段更为适用。在腮腺肿胀、疼痛剧烈时，冷敷可以收缩血管，减轻炎症反应，缓解疼痛。可以使用冰袋、冷毛巾等物品进行冷敷，每次冷敷时间不宜过长，以免过度刺激皮肤。冷敷后，可以逐渐转为热敷，以促进血液循环和炎症消散。③按摩，可以促进腮腺区域的淋巴液和血液循环，有助于减轻肿胀和疼痛。在腮腺区域进行轻柔的按摩，每次按摩10~15分钟，每日2~3次。需要注意的是，按摩时应避免用力过猛，以免加重症状。④ 红外线照射，是一种利用红外线辐射产生的热能作用于人体组织的治疗方法。在腮腺炎的治疗中，红外线照射可以促进腮腺区域的血液循环和新陈代谢，加速炎症消散和肿胀消退。患儿可以在专业医疗机构进行红外线照射治疗。⑤微波理疗，是利用微波的高频电场作用于人体组织的治疗方法。在腮腺炎的治疗中，微波理疗可以通过改善局部血液循环和淋巴循环来减轻肿胀和疼痛。微波理疗具有穿透力强、作用广泛等优点，适用于腮腺炎的辅助治疗。

（3）手术：①腮腺切除术，是一种较为彻底的治疗方法，适用于腮腺肿瘤、慢性腮腺炎等严重病例。手术过程中，医生会切除整个腮腺组织，以达到治疗目的。但需要注意的是，腮腺切除术可能导致面部神经受损，影响面部表情和咀嚼功能，因此应谨慎选择。②保存面神经手术。在腮腺切除术过程中，为尽可能保留患儿的面部神经功能，医生可采用保存面神经手术。这种手术方法要求医生在切除腮腺组织时，仔细分离并保护面神经，以减少手术对神经的损伤。保存面神经手术适用于对手术风险要求较高的患儿。③腮腺浅叶切除术，是一种部分切除手术，适用于腮腺良性肿瘤、慢性腮腺炎等疾病。在手术过程中，医生会切除部分腮腺组织，同时尽量保留患儿的正常生理功能。此手术方法对患儿影响较小，术后恢复较快。④切开引流术，适用于腮腺炎引起的化脓性感染。在手术过程中，医生会在腮腺区域切开皮肤，将脓液引流出来，以减轻疼痛和肿胀。切开引流术操作简单，但需注意术后护理，避免感染加重。⑤腮腺管扩大术，适用于腮腺管阻塞引起的腮腺炎。手术过程中，医生会切开腮腺管，清除阻塞物，并扩张腮腺管以恢复正常的排液功能。腮腺管扩大术能够有效解决因腮腺管阻塞引起的疼痛和肿胀问题。⑥腮腺镜手术，是一种微创手术，适用于腮腺疾病的诊断和治疗。在手术过程中，医生会通过腮腺镜观察腮腺内部情况，并进行相应的治疗操作。腮腺镜手术具有创伤小、恢复快等优点，适用于对手术风险要求较低的患儿。⑦其他手术方法。除了上述几种手术方法外，还有一些其他手术方法可用于腮腺炎的治疗，需根据患儿的具体病情和医生的评估进行选择。

（4）中医疗法：腮腺炎的中医治疗侧重于清热解毒、散结消肿，依据辨证施治的原则，根据患儿的具体证型进行个体化治疗。①中药内服。可选用具有清热解毒作用的中药方剂，如板蓝根汤、黄芩黄连黄柏蒲公英汤等，帮助清除体内的热毒，缓解腮腺炎引起的发热、肿胀等症状。对于腮腺炎引起的腮腺肿大，可使用具有散结消肿作用的中药方剂，如当归天贝汤等，促进肿块的消散。②中药外用。使用具有清热解毒、消肿止痛作用的中药，外敷于患处，能够直接作用于病变部位，加速症状的缓解。比如将仙人掌去刺取汁直接敷于患处；黄柏粉加水调成水糊状，外敷于患处。③针灸疗法。选用耳尖穴、合谷穴、翳风穴等穴位进行针灸治疗，可疏通经络、调和气血，缓解腮腺炎的症状。具体操作需由专业医师进行。

（5）辅助疗法：①饮食调理。建议腮腺炎患儿饮食清淡，避免食用辛辣刺激性食物，可多吃具有清热解毒作用的食材，如绿豆、芹菜等。②生活习惯。保持室内空气流通，避免与患儿密切接触，预防交叉感染。患儿应注意休息，避免剧烈运动和劳累。

4. 预防

腮腺炎的预防包括接种疫苗、合理饮食、加强锻炼和远离传染源。接种疫苗可以产生相应的抗体，预防腮腺炎的发生；合理饮食和锻炼能增强机体的免疫功能；在腮腺炎高发季节，避免去人口密集的地方或佩戴口罩，以减少病毒入侵。

（四）手足口病

手足口病也被称为“手口足综合征”，是一种由肠道病毒引起的常见急性发热出疹性传染病，其中最常见的致病病毒是柯萨奇病毒 A16 型（Cox A16）和肠道病毒 71 型（EV 71）。手足口病的高发人群是婴幼儿及儿童，特别是 5 岁以下的幼儿。这些人群由于免疫系统尚未发育完全，更易感染病毒。密切接触是手足口病重要的传播方式，包括直接接触感染者的鼻咽分泌物、唾液等，或通过接触被病毒污染的物品，如手、毛巾、玩具等。在人群密集、通风不良的场所，病毒可通过呼吸道飞沫传播。饮用或食入被病毒污染的水和食物后亦可感染。

1. 症状

（1）出疹期症状：在发病早期，患儿常表现为疲倦、食欲下降、低热、身体不适、腹痛等前驱症状。发热 1~2 天后可在口腔黏膜出现散在疼痛性粟粒大小般的水疱，手、足、臀部等处出现红色小斑丘疹、疱疹。

（2）神经系统受累期症状：少数病例可出现中枢神经系统损害，一般在病程 1~5 天之内，具体表现为头痛、呕吐、烦躁、肢体抖动、肌无力、颈项强直等症状。

（3）心肺功能衰竭前期症状：多发生在病程 5 天内，表现为心率和呼吸加快、出冷汗、四肢末梢发凉、血压升高等症状。

2. 治疗

目前对手足口病的治疗主要是对症处理，包括降温、镇静、补充营养、保持体液电解质平衡等。没有特效的抗病毒药物。

当出现并发症时，如神经系统并发症和心肌炎，需及时处理，特别是重症患儿，需密切监测生命体征，进行积极治疗，以降低病死率。

3. 预防

（1）隔离患儿：在发病初期应将患儿隔离，避免交叉感染。

（2）卫生习惯：保持良好的个人卫生习惯，勤洗手，避免接触患儿的口鼻分泌物和污染的物品。

（3）清洁环境：定期清洁和消毒常接触的物品表面，如玩具、餐具等。

（4）疫苗接种：目前已有针对肠道病毒 71 型的疫苗可供接种，但并非所有地区都提供。

二、细菌性疾病

（一）细菌性咽喉炎

细菌性咽喉炎是一种由病原体感染引起的炎症性疾病，主要由细菌感染引起，病原体包括多种细菌，如链球菌、葡萄球菌等。本病常见于儿童，儿童的免疫系统相对较弱，无法有效抵御病原体入侵，从而导致咽喉部位产生炎症反应。

1. 症状

（1）咽痛：这是细菌性咽喉炎最典型的症状，表现为咽部灼热感、干燥、瘙痒，吞咽时疼痛加剧。

（2）发热：患儿常伴随发热，体温可能升至 38℃以上。

（3）吞咽困难：由于咽部炎症和疼痛，患儿可能表现出吞咽困难，不愿进食或饮水。

（4）其他症状：还可能出现咳嗽、声音嘶哑、头痛、乏力、食欲下降等症状。

2. 诊断

（1）通过临床症状和体征进行初步诊断。

（2）血常规检查可显示白细胞计数升高，中性粒细胞比例增加。

（3）咽拭子培养可确定病原体种类，为治疗提供指导。

3. 治疗

（1）抗生素治疗：针对细菌感染，建议使用抗生素进行治疗，如阿莫西林、头孢羟氨苄等。使用抗生素前须进行皮试，以避免过敏反应。

（2）对症治疗：如发热可使用退热药，咽痛可使用止痛药或局部止痛药，如利多卡因凝胶等。

（3）局部治疗：可使用漱口水保持口腔清洁，或使用雾化吸入等方法缓解咽喉炎症。

（4）休息与饮食：保证患儿休息充足，避免过度劳累。饮食以清淡、易消化、营养丰富的食物为主，避免食用辛辣刺激性食物。

4. 注意事项

在治疗过程中，需密切关注患儿的病情变化，如出现呼吸困难、高热不退等严重症状，应及时就医。避免与其他儿童接触，以免传播病原体。保持良好的个人卫生习惯，如勤洗手、戴口罩等，以预防感染。

（二）百日咳

百日咳是由百日咳杆菌引起的急性呼吸道传染病。其特征为阵发性痉挛性咳嗽，咳嗽末伴有特殊的吸气吼声，病程较长，可持续数周至3个月左右，故有“百日咳”之称。本病多见于5岁以下儿童，传染性极强，严重影响儿童的健康和生活质量。

百日咳的病原体为百日咳杆菌，属于革兰阴性菌。该菌外观呈短杆状或椭圆形，两端着色较深。百日咳杆菌对干燥、日光、化学药物等抵抗力较弱，但在痰中可存活数周至数月。该菌可产生多种毒素，如百日咳毒素、气管细胞毒素等，这些毒素在百日咳的发病过程中起着重要作用。

1. 传播途径

百日咳患儿为唯一传染源，潜伏期末至发病后2~3周内均具有传染性，特别是发病后1~2周内传染性最强。患儿咳嗽、打喷嚏时产生的飞沫可悬浮在空气中数小时，易感者吸入后可引起感染。此外，间接接触患儿的分泌物或污染的物品也可引起感染。

本病普遍易感，但5岁以下儿童发病率最高。新生儿由于体内抗体较少，更易感染。此外，营养不良、免疫力低下等因素也可增加易感性。

百日咳在世界范围内均有流行，以温带地区发病率较高。近年来，随着疫苗接种的普及，发病率已有所下降。但在一些未普及疫苗或疫苗接种率较低的地区，百日咳的流行仍较为严重。

2. 临床症状

（1）潜伏期：一般为7~14天，但也可长达数周。在潜伏期内，患儿一般无特殊症状。

（2）卡他期：从发病开始至出现痉咳，一般1~2周。起病症状类似感冒，除咳嗽外，可有流涕、打喷嚏、低热、喉痛等症状。咳嗽逐渐加重，夜间为剧。

（3）痉咳期：一般为2~6周。当出现典型痉咳时，一般已提示病程进入痉咳期。此期特点为阵发性痉挛性咳嗽，咳嗽一声连着一声，一次比一次加剧，直至咳出黏稠痰液为止。痉咳发作前有诱因，发作时常有喉痒、胸闷等不适征兆。此外，患儿还可出现面色发红、发绀、流泪、流涕、呕吐等症状。痉咳发作间歇期，患儿可有鸡鸣样吸气吼声。

（4）恢复期：一般痉咳减轻进入恢复期，约有半数病例并发肺炎。并发症严重者可致死亡。恢复期咳嗽逐渐减轻，鸡鸣样吸气吼声消失。若无并发症，经2~3周即愈。

3. 诊断

（1）临床表现：根据患儿的典型临床表现，如阵发性痉挛性咳嗽、鸡鸣样吸气吼声等，可进行初步诊断。

（2）血常规检查：白细胞计数正常或轻度增高，淋巴细胞比例增高。

（3）病原学检查：采集患儿鼻咽部分泌物进行细菌培养，可分离出百日咳杆菌。此外，还可采用聚合酶链反应（Polymerase chain reaction，PCR）检测患儿鼻咽部分泌物中的百日咳杆菌DNA，以提高诊断的敏感性和特异性。

（4）血清学检查：可采用双份血清进行抗体检测，如恢复期血清抗体滴度较急性期升高4倍或以上，可辅助诊断百日咳。

4. 治疗

大多数百日咳患儿通过及时有效的治疗可完全治愈。若治疗不及时或病情严重，可能出现并发症并影响预后。因此，一旦发现疑似百日咳的症状，要及时就医并接受规范治疗。

（1）一般治疗：主要侧重于提供舒适的护理环境，缓解患儿的不适感，以及预防并发症的发生。①保持室内空气清新。确保患儿居住的环境通风良好，避免空气污染和二手烟的刺激，有助于减少咳嗽症状。②卧床休息。患儿应保证充足的休息，减少体力消耗，有助于身体恢复。③保持呼吸道通畅。定期帮助患儿翻身、拍背，促进痰液排出，防止痰液堵塞呼吸道。④心理支持。对患儿进行心理疏导，减轻其恐惧、焦虑等不良情绪，增强其战胜疾病的信心。

（2）药物治疗：①对症治疗药物，主要用于缓解患儿的咳嗽、呼吸困难等症状，以提高患儿的生活质量。常用药物包括止咳药、祛痰药、支气管扩张剂等。这些药物可以单独使用，也可以联合使用，以更好地控制患儿的症状。止咳药如苯丙哌林等，可缓解咳嗽症状，但需注意其可能引起的不良反应，如嗜睡、口干等；祛痰药如氨溴索等，可帮助患儿排痰，缓解呼吸道阻塞症状；支气管扩张剂如沙丁胺醇等，可舒张支气管平滑肌，缓解呼吸困难症状。②病因治疗药物，主要是针对百日咳杆菌的抗菌药物，如红霉素、阿奇霉素等。这些药物通过抑制百日咳杆菌的生长和繁殖，达到治疗的目的。在使用这些药物时，应根据患儿的年龄、病情以及药物的耐药性等因素进行个体化治疗。在某些情况下，单独使用一种抗生素可能无法有效控制百日咳杆菌的感染，此时可考虑抗生素联合使用。联合使用抗生素可以扩大抗菌谱，提高抗菌效果，但也可能增加药物不良反应的风险。因此，在使用抗生素联合治疗时，应严格掌握药物剂量和用药时间。③肾上腺皮质激素，对于病情较重、咳嗽症状难以缓解的患儿，可考虑使用肾上腺皮质激素进行治疗。肾上腺皮质激素具有强大的抗炎和免疫抑制作用，可迅速缓解患儿的咳嗽、呼吸困难等症状。但需注意，长期使用肾上腺皮质激素可能导致免疫力下降、骨质疏松等不良反应，因此应严格控制用药时间和用药剂量。

（3）呼吸支持：对于病情较重、呼吸困难的患儿，需给予呼吸支持治疗，以确保患儿生命安全。①氧气吸入。给予患儿低流量氧气吸入，以纠正缺氧状态，缓解呼吸困难。②机械通气。对于呼吸衰竭、呼吸停止等严重情况，需使用呼吸机进行机械通气治疗，维持患儿呼吸功能。

（4）中医治疗：①初期治疗。在百日咳的初期，患儿多表现为咳嗽频繁、痰少或无痰，且咳嗽声清脆响亮。此时中医治疗应以清热解毒、宣肺止咳为主。常用中药方剂有桑菊饮、银翘散等，这些方剂能够清热解毒、润肺止咳，缓解患儿的咳嗽症状。同时，可辅以食疗，如冰糖炖雪梨等，以滋阴润肺、止咳化痰。②中期治疗。随着病程的进展，咳嗽症状可能更加剧烈，痰量增多且黏稠不易咳出。中医治疗应以清热化痰、止咳平喘为主。可选用具有清热化痰作用的中药方剂，如清气化痰丸、止咳散等。同时，应适当增加中药剂量和使用频率，以增强疗效。在食疗方面，可多食用具有化痰止咳作用的食物，如川贝炖雪梨、萝卜汁等。③后期调理。当百日咳进入后期，患儿咳嗽症状逐渐减轻，但可能出现体质虚弱、气虚乏力等表现。此时中医治疗应着重调理气血、补脾益肺。可选用具有益气养阴、润肺止咳作用的中药方剂，如补中益气汤、沙参麦冬汤等。同时，应适当加强营养支持，增强体质，促进康复。④中药外敷，是中医治疗百日咳的一种独特方法。选用具有清热解毒、止咳平喘作用的草药，如金银花、连翘等，煎汤后敷于患儿胸部或背部，可达到清热解毒、缓解咳嗽的效果。中药外敷可结合其他中医治疗方法使用，以增强疗效。⑤针灸拔罐，是中医治疗百日咳的辅助方法。针灸可通过刺激穴位，调整气血运行和脏腑功能；拔罐可帮助排除体内瘀血、痰湿等。针灸拔罐可结合中药治疗使用，以提高治疗效果。在进行针灸拔罐治疗时，要注意患儿的身体状况和反应，避免过度刺激或损伤皮肤。

（5）护理：①密切观察病情变化。监测患儿体温、呼吸、心率等生命体征，观察咳嗽、咳痰等症状的变化，及时发现并处理并发症。②保持呼吸道通畅。定期为患儿清理鼻腔、口腔分泌物，保持呼吸道通畅。对于痰液较多的患儿，可进行吸痰处理。③饮食护理。给予患儿清淡、易消化、营养丰富的食物，如米粥、面条、蔬菜等，避免油腻、辛辣等刺激性食物，以免加重咳嗽症状。采用少食多餐的进食方式，减轻胃肠负担，有利于食物的消化和吸收。鼓励患儿多喝水，保持体内水分平衡。保证营养均衡，摄入足够的蛋白质、维生素、矿物质等营养物质，以满足身体需求。④皮肤护理。保持患儿皮肤清洁干燥，定期更换床单、衣物等，防止皮肤感染。

5. 预防与控制

（1）疫苗接种：对婴幼儿进行百日咳疫苗接种，提高机体免疫力，降低感染风险。我国已将百日咳疫苗纳入计划免疫范畴，儿童应按时接种。

（2）控制传染源：对确诊患儿进行隔离治疗，直至症状消失后 2 周方可解除隔离。对患儿所居住的环境和所使用的物品进行消毒处理，防止病原体传播。

（3）切断传播途径：保持室内空气流通，避免与患儿密切接触。在公共场所注意个人卫生，如勤洗手、戴口罩等。

（4）保护易感人群：加强锻炼、提高身体免疫力；避免接触传染源；对于免疫功能低下的人群，可给予预防性用药。

（三）猩红热

猩红热是一种由 A 组 β 型溶血性链球菌引起的急性呼吸道传染病，其主要特征为发热、咽峡炎、全身弥漫性鲜红色皮疹和疹退后明显脱屑。本病一年四季均可发生，尤以冬春之季发病为多。5~15 岁儿童为主要易感人群。潜伏期一般 2~4 天，最短 1 天，最长 7 天。传染源为患者和带菌者，主要通过空气飞沫传播，也可经由皮肤伤口或产道感染。

1. 症状

（1）发热：大多数患儿起病急剧，突然高热，可伴头痛、全身不适等。体温一般维持在 39℃左右，且多表现为弛张热或稽留热，少数患儿可有高热惊厥。

（2）咽峡炎：患儿可有咽部明显充血，扁桃体肿大，表面有黄色点状渗出物，舌乳头红肿，类似杨梅舌。

（3）皮疹：在起病后 1~2 天内出现皮疹，从耳后、颈及上胸部开始，一日内即蔓延至胸、背、上肢，最后累及下肢。典型皮疹为在全身皮肤充血发红的基础上散布着针尖大小，密集而均匀的点状充血性红疹，手压全部消退，去压后复现。皮肤皱褶处如腋窝、肘窝、腹股沟部可见皮疹密集呈线状，称为“帕氏线”。面部充血潮红，可有少量点疹，口鼻周围显得苍白，称“口周苍白圈”。

（4）脱屑：皮疹消退后开始脱屑，皮肤脱屑为猩红热特征性表现之一，皮疹多者，则脱屑多（90% 的患儿有脱屑），面颈、躯干、四肢出现大小不等的片状脱屑，呈细米粒状或屑末状，脱屑程度与皮疹轻重程度一致，可历时 1~2 周，无色素沉着。

2. 诊断

（1）流行病学史：了解患儿是否有与猩红热或咽峡炎患儿的接触史。

（2）实验室检查：①血常规检查可见白细胞总数升高至（10~20）$\times 10^9$/L，中性粒细胞占比在 80% 以上；出疹后嗜酸性粒细胞增多，占 5%~10%。②尿常规检查一般无明显异常，但如发生肾脏变态反应并发症，则可出现蛋白尿，尿中出现红细胞、白细胞。③病原学检查中，咽拭子或其他病灶的分泌物培养，可检出溶血性链球菌，有助于疾病的诊断和鉴别。快速链球菌试验、咽拭子涂片免疫荧光法等方法也可检测 A 组 β 型溶血性链球菌。④皮肤转白试验是诊断本病有力的依据，越早进行越好。如能在皮疹出现前做此试验，就能更早确诊。

（3）综合评估：结合患儿的流行病学史、临床表现以及实验室检查结果，进行综合分析，以确诊猩红热。

3. 治疗

（1）一般治疗：①隔离。对猩红热患儿进行呼吸道隔离，以防疾病传播。②休息。在急性期，患儿应卧床休息，避免剧烈运动，以减轻身体负担。③饮食调整。保持清淡饮食，多吃易消化、富含维生素的食物，避免食用辛辣刺激性食物。同时，要保证足够的水分摄入，以维持水电解质平衡。

（2）抗菌治疗：青霉素是治疗猩红热的首选药物。一般推荐剂量为每日2万~4万U/kg，分2次注射，连续使用10天。青霉素能有效杀灭A组β型溶血性链球菌，缩短病程，减少并发症。对于青霉素过敏的患儿，可选用红霉素、头孢菌素等替代药物，这些药物也具有抗菌作用，但可能存在一定的不良反应和耐药性。

（3）对症治疗：对于高热患儿，可使用较小剂量的退热药进行降温，如布洛芬等。同时，可采用物理降温方法辅助降温，如冰袋冷敷等。年长儿出现咽痛时，可使用生理盐水漱口以缓解疼痛。对于疼痛严重的患儿，可给予清热解毒类中药局部外敷。

（4）中医治疗：①中药内服。可根据证型选用清热解毒、疏散风邪、养阴生津等作用的中药方剂进行治疗。清热解毒常用方剂有银翘散、葛根芩连汤等，可清除体内的热邪之气，缓解发热、咽痛等症状。疏散风邪常用方剂有桑菊饮等，可疏散风邪、解除表证，适用于出现恶寒、头痛、发热等症状的患儿。养阴生津常用方剂有增液汤等，有助于恢复体内阴液平衡，缓解高热后出现的口干舌燥、皮肤干燥等症状。具体应用时需根据病情严重程度和个体差异，调整药物剂量和配方；患儿需注意保暖，避免再次受寒；同时保证充足的水分摄入，避免脱水。②中药外用。选择具有清热解毒、活血化瘀作用的中药，煎汤后用于局部擦洗、浸泡或熏蒸，有助于减少局部炎症反应、促进炎症吸收，加速局部血液循环，改善病情。③针灸拔罐。刺激相应穴位，能够调整气血运行和脏腑功能，有助于身体恢复。针灸拔罐应由专业医生操作，避免过度刺激或损伤皮肤。

（5）其他治疗：①皮肤护理。保持皮肤清洁干燥，避免搔抓和刺激。脱屑时，应避免用力撕扯，以免引发皮肤感染。②并发症处理。对于中耳炎、鼻窦炎、肾炎、心肌炎等并发症，应及时进行针对性治疗，以防病情恶化。

4. 预防

对可疑猩红热、咽峡炎患儿及带菌者，都应隔离治疗。患儿病后 3 周内或至少在咽峡炎痊愈后，方可解除隔离。如已发生猩红热流行，对患病儿童应即刻进行隔离治疗，直至症状消失、咽试子培养 3 次阴性，方可解除隔离。对与猩红热患儿密切接触者，应严密观察咽峡是否红肿，皮肤及小便颜色是否改变，有条件者可做咽试子培养，以便早期发现，及时隔离治疗。

第六节　血液系统疾病

血液系统疾病是一类复杂且多样的疾病，涉及一系列可能影响红细胞、白细胞、血小板、血浆及其功能的病变。这类疾病各具特点，治疗方法也各不相同。这些疾病可能是遗传性的，也可能是后天获得的。因此，在诊断和治疗儿童血液系统疾病时，需要根据具体情况进行个体化、综合性的治疗。

一、营养性贫血

营养性贫血是由于儿童体内缺乏必需的营养素，如铁、叶酸或维生素 B_{12} 等。主要包括缺铁性贫血和巨幼细胞贫血两大类。在儿童中，营养性贫血是一种常见的血液系统疾病，对儿童的生长发育和身体健康会产生较大的不良影响。

（一）缺铁性贫血

缺铁性贫血是由于体内铁元素缺乏导致血红蛋白合成减少而引起的贫血。这是一种常见的营养性疾病，严重影响儿童的生长发育和身体健康。

1. 病因

（1）铁摄入不足：这是最常见的原因，多见于长期素食的儿童、未及时添加辅食的婴儿、乳母本身严重缺铁或患有缺铁性贫血而影响乳汁含铁量等。

（2）铁吸收障碍：如慢性腹泻、慢性肠炎等都可影响铁的吸收。

（3）铁丢失过多：如钩虫病、肠道息肉、溃疡病、血红蛋白尿或肠道憩室病和外科手术时长期保留穹窿引流等，都可造成慢性失血而引起贫血。

2. 症状

（1）贫血症状：面色苍白、乏力、易倦、头晕、头痛、耳鸣、心悸、气促、纳差、体力下降等。

（2）组织缺铁症状：精神行为异常，如烦躁、易怒、注意力不集中、异食癖等；体力、耐力下降；易感染；儿童生长发育迟缓，智力低下；口腔炎，舌炎，舌乳头萎缩，口角皲裂，吞咽困难；毛发干枯、脱落；皮肤干燥、皱缩；指甲缺乏光泽、脆薄易裂，重者指甲变平，甚至凹下呈反甲。

3. 诊断

（1）血常规检查：通过检测红细胞计数、血红蛋白浓度、平均红细胞体积（Mean corpuscular volume, MCV）、平均红细胞血红蛋白含量（Mean corpuscular hemoglobin MCH）和平均红细胞血红蛋白浓度（Mean corpuscular hemoglobin concentration MCHC）等指标，可以初步判断儿童是否患有贫血。缺铁性贫血患儿常表现为血红蛋白降低、MCV 增大、MCH 和 MCHC 降低。

（2）血清铁检测：是确诊儿童缺铁性贫血的关键步骤。通过检测血清铁、总铁结合力及转铁蛋白饱和度等指标，可以准确评估儿童体内铁的缺乏程度。缺铁性贫血患儿常表现为血清铁降低、总铁结合力升高、转铁蛋白饱和度降低。

4. 治疗

（1）口服铁剂：治疗缺铁性贫血的首选方法。常用铁剂有硫酸亚铁、富马酸亚铁、琥珀酸亚铁等。注意避免与牛奶、茶、咖啡同服，以免影响铁吸收。

（2）注射铁剂：对于口服铁剂不能耐受或胃肠道吸收不良的患儿，可以考虑注射铁剂。但注射铁剂容易引起过敏反应，应谨慎使用。

(3)饮食调整:增加富含铁的食物的摄入量,如瘦肉、猪肝、动物血、绿叶蔬菜等。同时,注意补充维生素 C 以促进铁的吸收。

5. 预防

(1)注意孕期和哺乳期的营养补充,避免贫血影响胎儿和婴儿的健康。

(2)婴儿及时添加辅食,保证铁的摄入量。

(3)纠正不良的饮食习惯,避免挑食和偏食,保证营养均衡。

(4)注意铁剂补充,尤其是孕妇、乳母、月经期女性等需要增加铁摄入的人群。

(二)巨幼细胞贫血

儿童健康是社会关注的焦点之一,而贫血作为儿童期常见的营养缺乏性疾病,对其生长发育、认知功能及生活质量均有着不可忽视的影响。其中,巨幼细胞贫血(Megaloblastic anemia, MA)是一种因叶酸或维生素 B_{12} 缺乏导致的特殊类型贫血,其发病率虽没有缺铁性贫血高,但因其症状隐匿、诊断复杂及可能导致严重后果,值得临床医生及家长引起重视。

巨幼细胞贫血是由于体内叶酸或维生素 B_{12} 缺乏,导致红细胞 DNA 合成障碍,红细胞体积增大,骨髓中红细胞核分裂增殖异常而引发的一种贫血。这类贫血的显著特点是骨髓中红细胞系统出现巨幼变,即红细胞体积增大、核质发育不同步,形成“巨幼红细胞”。叶酸和维生素 B_{12} 是红细胞生成过程中必需的辅酶,参与 DNA 的合成与修复,缺乏时会导致红细胞无法正常增殖与分化。

1. 发病特点

(1)年龄分布:巨幼细胞贫血可发生于任何年龄段,多见于婴幼儿及青春期前的儿童。这可能与该年龄段儿童生长发育迅速,对叶酸和维生素 B_{12} 的需求量增加,而膳食摄入不足或吸收障碍有关。

（2）病因多样：儿童巨幼细胞贫血的病因复杂多样，包括营养不良（尤其是素食或偏食习惯）、胃肠道疾病（如慢性腹泻、吸收不良综合征）、感染性疾病（如麻疹、肝炎）、药物影响（如长期使用抗癫痫药、抗肿瘤药）及遗传因素等。

（3）隐匿起病：与缺铁性贫血相比，巨幼细胞贫血的起病更为隐匿，症状不典型，易被忽视或误诊。

2. 症状

（1）贫血症状：面色苍白、乏力、头晕、心悸等是贫血的共有症状，在巨幼细胞贫血中同样存在。但由于红细胞体积增大，血红蛋白含量相对较低，因此贫血程度可能较实际红细胞数量减少更为严重。

（2）神经系统症状：叶酸和维生素 B_{12} 不仅参与红细胞生成，还参与神经系统的发育与功能维护。因此，巨幼细胞贫血患儿常伴有神经系统症状，如烦躁不安、易怒、智力发育迟缓、共济失调（走路不稳）甚至精神异常等。

（3）消化系统症状：部分患儿可出现食欲减退、恶心、呕吐、腹泻或便秘等消化系统症状，与叶酸和维生素 B_{12} 缺乏导致的胃肠道黏膜上皮细胞更新障碍有关。

（4）其他症状：包括舌炎（表现为舌面光滑、舌乳头萎缩）、皮肤黏膜改变（如皮肤黄染或瘀斑）等。

3. 诊断

（1）临床表现与体格检查：通过详细询问病史、观察患儿的临床表现及进行体格检查，初步判断是否存在贫血及可能的病因。

（2）实验室检查：①血常规显示大细胞性贫血（MCV>100fl），血红蛋白降低，红细胞平均体积（MCV）和平均红细胞血红蛋白量（MCH）均升高。②骨髓象检查显示骨髓增生活跃，红细胞系统巨幼变明显，是诊断巨幼细胞贫血的直接证据。

③血清叶酸和维生素 B_{12} 测定可直接反映体内叶酸和维生素 B_{12} 的水平，是确诊的关键。④其他检查如血清铁、铁蛋白、总铁结合力等可排除缺铁性贫血；同型半胱氨酸测定可辅助诊断维生素 B_{12} 缺乏。必要时进行遗传基因检测排除遗传性疾病。

4. 治疗

（1）去除病因：针对引起叶酸和维生素 B_{12} 缺乏的原因进行治疗，如改善饮食结构、治疗胃肠道疾病、停用导致叶酸和维生素 B_{12} 缺乏的药物等。

（2）补充叶酸和维生素 B_{12}：轻症患儿可口服叶酸和维生素 B_{12}，重症患儿或不能耐受口服者需肌注或静脉给药。治疗剂量及疗程需根据患儿病情及病因调整。

（3）支持治疗：对贫血严重、症状明显的患儿，需给予输血支持治疗；伴有神经系统症状的患儿，需加强神经保护治疗。

（4）随访观察：治疗过程中需定期监测血常规、骨髓象及血清叶酸和维生素 B_{12} 水平等指标的变化情况，及时调整治疗方案。

5. 预防

（1）均衡膳食：指导家长为患儿提供富含叶酸和维生素 B_{12} 的食物，如绿叶蔬菜、动物肝脏、瘦肉、蛋类及奶制品等。对于素食或偏食的患儿，需特别注意补充叶酸和维生素 B_{12} 的强化食品。

（2）合理烹饪：叶酸在高温和长时间烹饪过程中易被破坏，因此建议采用快速烹饪方式，如蒸、煮、凉拌等，减少叶酸的损失。同时，避免过度清洗蔬菜，以免叶酸等营养素损失过多。

（3）定期筛查：对于存在高危因素的儿童，如早产儿、低出生体重儿、有胃肠道疾病史或家族中有巨幼细胞贫血史的儿童，应定期检查血常规，以便早期发现贫血并及时干预。

（4）健康教育：加强家长及儿童的健康教育，提高其对巨幼细胞贫血的认知，了解巨幼细胞贫血的危害性及预防措施，培养良好的饮食习惯和生活方式。

（5）特殊人群关注：对于正在接受化疗、放疗或长期使用可能影响叶酸和维生素 B_{12} 吸收药物的患儿，应密切关注其血液学指标，必要时给予预防性补充治疗。

6. 对儿童发展的影响

巨幼细胞贫血若得不到及时有效的治疗，将对患儿的生长发育产生多方面的不良影响。

（1）生长发育迟缓：贫血导致体内氧供应不足，影响细胞代谢和能量代谢，从而影响患儿的身高、体重等生长发育指标。

（2）神经系统损害：叶酸和维生素 B_{12} 是神经系统发育的重要营养素，缺乏时易导致神经系统发育迟缓、智力低下、共济失调等不可逆的损害。

（3）免疫功能下降：贫血可降低患儿的免疫功能，使其更易感染疾病，且感染后病情往往较重，恢复较慢。

（4）心理行为问题：长期贫血和神经系统损害还可能引发患儿出现焦虑、抑郁、注意力不集中、学习困难等心理行为问题，影响其生活质量和社会适应能力。

（5）远期健康风险：巨幼细胞贫血若未得到根治，还可能增加成年后患心血管疾病、糖尿病等慢性疾病的风险。

二、肿瘤性疾病

肿瘤性疾病以白血病最为常见，其中又以急性淋巴细胞白血病为主，其他还包括淋巴瘤、多发性骨髓瘤等。这些疾病的治疗方法多种多样，需根据患儿的具体情况和病理类型制订个体化的治疗方案。早期发现、早期诊断和早期治疗是提高治愈率的关键。

（一）白血病

白血病是一种严重的恶性血液疾病，主要表现为骨髓中的白细胞异常增生，并侵入血液和其他器官。白血病是最常见的儿科癌症之一。

1. 类型

根据细胞类型和进展速度可分为以下几种主要类型。

（1）急性淋巴细胞白血病（Acute lymphoblastic leukemia, ALL）：这是儿童中最常见的白血病类型，约占所有儿童白血病病例的75%。急性淋巴细胞白血病发展迅速，需要立即治疗。

（2）急性髓系白血病（Acute myeloid leukemia, AML）：儿童中较少见，占儿童白血病病例的20%左右。急性髓系白血病也是一种快速进展的疾病，需要紧急治疗。

（3）慢性白血病：儿童中很少见，主要包括慢性髓细胞性白血病（Chronic myelogenous leukemia, CML），这种类型的白血病进展较慢，但最终也可能需要积极治疗。

2. 症状

不明原因的持续发热是常见的早期症状，此外还有疲劳、乏力、面色苍白等贫血症状，以及皮肤瘀斑、鼻出血、牙龈出血等出血倾向。

特异性症状包括：骨痛，特别是腿部和手臂关节疼痛；颈部、腋窝和腹股沟等部位的淋巴结肿大；肝脾肿大，腹部可能出现疼痛和不适。

3. 诊断

（1）血液检查：血常规检查可以发现白细胞数量异常增多、贫血和血小板减少。

（2）骨髓穿刺：这是确诊白血病的关键步骤，通过骨髓穿刺采集样本，进行显微镜检查和细胞学分析，以确认白血病类型和亚型。

（3）影像学检查：包括 X 线、CT 和 MRI 等，以检查白血病细胞是否已扩散到其他器官。

（4）免疫学和遗传学检测：用于检测白血病细胞的特定标志物和遗传变异，以帮助选择治疗方案。

4. 治疗

（1）化疗：是治疗白血病的主要方法，通过使用多种抗癌药物来杀死白血病细胞。化疗通常分为几个阶段，包括诱导期、巩固期和维持期。①诱导期。这是治疗初期阶段，目的是快速减少血液和骨髓中的白血病细胞，达到缓解状态（即白血病细胞在显微镜下不可见）。②巩固期。达到缓解状态以后，巩固期化疗旨在杀死剩余的白血病细胞，这些细胞可能导致疾病复发。③维持期。在某些类型的白血病中，如 ALL，维持期化疗可以帮助保持缓解状态，通常涉及较低剂量的化疗，持续数月至数年。

常用化疗药物有以下几种：①氮芥类如环磷酰胺（Cyclophosphamide），常用于多种类型的白血病。②蒽环类抗生素如多柔比星（Doxorubicin），具有强大的抗癌效果。③抗代谢药物如氨甲蝶呤（Methotrexate）和 6-巯基嘌呤（6-mercaptopurine，6-MP），这些药物通过干扰细胞的代谢过程来阻断白血病细胞的生长。④烷化剂如环磷酰胺和替加氟，通过破坏 DNA 来杀死白血病细胞。

上述化疗药物常可引起不良反应，包括恶心和呕吐；骨髓抑制，可造成白细胞、红细胞和血小板数量减少，导致感染风险增加、疲劳和出血倾向；脱发和皮肤变化；生殖能力受损；心脏问题或其他癌症的风险增加。

为减轻这些不良反应，提高化疗患者的生活质量，医生会推荐多种支持性治疗，包括抗恶心药物、血液增生剂、抗生素和营养支持。

（2）放疗：在白血病的治疗中，放疗是一种重要的治疗手段，其主要目的是通过高能射线杀灭或抑制白血病细胞，防止其扩散和复发。放疗通常用于中枢神经系统白血病（Central nervous system leukemia，CNSL）的预防和治疗，特别是在某些高危或复发的白血病病例中。

放疗适用于以下情况：①伴随中枢神经系统受累的白血病患儿，为预防和治疗 CNSL 而进行的放疗。②在骨髓移植前进行全身照射，以杀灭体内的白血病细胞和异常免疫细胞，为移植创造更好的条件。③对于局部复发或残留的白血病病灶，可采用局部放疗进行针对性治疗。

放疗方法：①全颅放疗。主要适用于中枢神经系统受累的白血病患儿，通过全面照射头颅，杀灭白血病细胞或抑制白血病细胞在中枢神经系统的扩散。②局部放疗。对于局部复发或残留的白血病病灶，可采用局部放疗进行针对性治疗，以减少对正常组织的损伤。

在放疗过程中，需要精确控制照射剂量和时间，确保治疗效果的同时，尽可能减少对正常组织的损伤。

在白血病的放疗过程中，治疗配合至关重要。以下是一些常见的治疗配合措施：①化疗配合。放疗常与化疗联合使用，以达到更好的治疗效果。化疗能够杀灭体内的白血病细胞，而放疗则能够杀灭或抑制残留的白血病细胞，二者相辅相成。②营养支持。放疗期间，患儿需要保持良好的营养状态，以增强机体的抵抗力。医生会根据患儿的具体情况，制订个性化的营养支持方案。③心理疏导。放疗期间，患儿可能会出现焦虑、恐惧等情绪问题。医护人员需要及时与患儿沟通，了解患儿的心理状况，并给予必要的心理疏导和支持。

在白血病的放疗过程中，会遇到一些特殊情况，需要特别注意：①放疗会引起一些不良反应，如恶心、呕吐、头痛、脱发等。医护人员需要及时观察患儿的反应情况，并给予相应的处理措施。对于一些特殊情况的患儿，如严重贫血、免疫功能低下等，放疗可能会带来较大风险。因此，在制订放疗方案时，需要充分考虑患儿的具体情况，避免不必要的风险。②放疗结束后，患儿需要进行定期的随访和复查，以确保治疗效果的持久性和安全性。医护人员会根据患儿的具体情况，制订个性化的随访和复查计划。

（3）骨髓移植：也称造血干细胞移植，是治疗高危或复发性白血病的重要方法，通过移植健康的造血干细胞来重建患儿的血液系统。①移植类型有自体移植和异体移植。自体移植是患儿自己的干细胞被收集、处理并保存，之后用于移植。这种类型的移植主要用于确保没有白血病细胞的情况。异体移植是干细胞来自兼容的捐赠者，通常是亲属或通过国际干细胞库匹配的捐赠者。②在进行移植前，患儿通常需接受调理治疗，包括化疗和 / 或全身放射疗法，以清除体内的白血病细胞并抑制免疫系统，防止对移植的干细胞产生排斥反应。③经过处理的干细胞通过静脉输注到患儿体内，这些干细胞会迁移到骨髓中，开始产生健康的血细胞。④移植后，患儿的免疫系统需要时间重新建立。这一阶段患儿可能极易感染，需严格监控和预防感染。需注意防范排斥反应和移植物抗宿主病（GVHD），这是异体移植中常见的严重并发症，表现为移植的免疫细胞攻击患儿的身体组织。

（4）靶向治疗：是一种针对白血病细胞的特有分子和生物标记的治疗方法，它可以更精确地攻击白血病细胞，同时对正常细胞的影响相对较小。这类治疗依赖于特定的遗传和分子异常，这些异常通常需要通过详细的基因和分子检测来确认。

常见的靶向药物有以下几种：①酪氨酸激酶抑制剂（TKIs），通过抑制白血病细胞表面的酪氨酸激酶，阻断信号传导，抑制癌细胞的生长和分裂。例如，伊马替尼（Imatinib）和达沙替尼（Dasatinib）常用于治疗费城染色体阳性急性淋巴细胞白血病（Ph+ ALL）。口服 TKIs，通常每日 1 次，治疗期间需定期监测血液指标和病情变化。TKIs的不良反应可能包括疲劳、恶心、皮疹、肝功能异常、心血管问题等，需要定期监测血液和肝功能指标。② Bcl-2 抑制剂，如维奈克拉（Venetoclax），通过抑制 Bcl-2 蛋白，诱导白血病细胞凋亡，主要用于治疗急性髓系白血病（AML）。维奈克拉常与其他药物联合使用，如低剂量化疗药物或其他靶向药物。应用 Bcl-2 抑制剂治疗白血病时应根据患儿的具体情况制订个性化的治疗方案，逐步增加药物剂量，并密切监测不良反应。Bcl-2 抑制剂的不良反应可能包括血液学毒性（如中性粒细胞减少）、胃肠道不适、感染风险增加等。治疗期间需密切监测血常规和感染指标。③抗 CD19 单克隆抗体，如贝林妥欧单抗（Blinatumomab），这是一种双特异性 T 细胞衔接器，它能够将 T 细胞引导至白血病细胞表面的 CD19 抗原，促进 T 细胞杀伤癌细胞，常用于治疗复发性或难治性 ALL。贝林妥欧单抗通过静脉输注给药，治疗周期通常为 4 周，间隔 1~2 周后可重复一个周期。治疗期间需住院监测，特别是在开始治疗的前几天，以防止严重不良反应的发生。抗 CD19 单克隆抗体的不良反应可能包括细胞因子释放综合征（CRS）、神经毒性、感染等，需在专业医疗团队的监护下进行治疗，并及时处理不良反应。

（5）免疫治疗：①单克隆抗体治疗。利用实验室制造特定的单克隆抗体，这些单克隆抗体可与白血病细胞表面特定抗原结合，直接杀死变异细胞或标记它们以供免疫系统识别和摧毁。例如，靶向 CD19、CD20 或 CD22 等抗原的单克隆抗体已在治疗白血病中取得一定成果。②嵌合抗原受体 T 细胞 (Chimeric antigen receptor Tcell,CAR-T 细胞）疗法。这种疗法是从患儿体内提取 T 细胞，并在实验室中进行基因改造，使其表达嵌合抗原受体（CAR），这些改造后的 T 细胞可以更有效地识别和杀死白血病细胞。接着培养和扩增改造后的 T 细胞，使其达到足够数量，再回输到患儿体内，攻击白血病细胞。此法在治疗 ALL 方面表现出显著疗效。CAR-T 细胞疗法可能发生细胞因子释放综合征（Cytokine release syndrome,CRS）的不良反应，表现为高热、低血压、呼吸困难等。CRS 的严重程度不一，需在专业医疗团队的监测下进行管理。③免疫检查点抑制剂。通过阻断免疫检查点蛋白（如 PD-1 或 CTLA-4），解除白血病细胞对免疫系统的抑制，从而增强免疫系统对白血病细胞的攻击。这种方法在某些类型的白血病治疗中显示出潜力。

免疫治疗具有一些不良反应，有些患儿在接受免疫治疗后可能出现神经系统症状，如头痛、意识混乱、癫痫发作等，需要密切监测并对症处理。其他不良反应还包括感染风险增加、肝功能损伤、心脏毒性等，需根据具体情况进行预防和管理。

（二）淋巴瘤

淋巴系统是人体免疫系统的重要组成部分，包括淋巴结、脾、扁桃体和骨髓等。淋巴瘤是一种起源于淋巴系统的恶性肿瘤，主要分为霍奇金淋巴瘤（Hodgkin lymphoma, HL）和非霍奇金淋巴瘤（Non-Hodgkin lymphoma, NHL）两大类。儿童淋巴瘤虽然相对罕见，但也在所有儿童癌症中占一定比例。

1. 类型

（1）HL：特点是显微镜下可见特征性的 R-S 细胞。病变通常先在淋巴结内发生，然后扩散到邻近的淋巴结和其他器官。

（2）NHL：是一组异质性较强的淋巴系统恶性肿瘤，分为多种亚型，包括弥漫大 B 细胞淋巴瘤、伯基特淋巴瘤（Burkitt 淋巴瘤）等。

2. 症状

（1）一般症状：无痛性淋巴结肿大，常见于颈部、腋窝、腹股沟等部位；不明原因的发热，尤其是夜间；在短时间内不明原因体重显著减轻；持续性疲劳和乏力。

（2）特异性症状：肝脾肿大，可能引起腹部不适或疼痛。某些类型的淋巴瘤可引起全身或局部皮肤瘙痒。如果淋巴结肿大压迫气道或肺，可能引起咳嗽和呼吸困难。

3. 诊断

（1）病史和体检：通过详细的病史询问和体格检查，初步评估患儿的症状和体征。

（2）影像学检查：包括 X 线、CT、MRI 及 PET-CT。①胸部 X 线检查可用于发现胸腔内的淋巴结肿大。② CT 和 MRI 用于更详细地评估肿瘤的大小、位置和扩散情况。③ PET-CT 可通过核医学影像技术，帮助评估肿瘤的代谢活性和全身分布。

（3）实验室检查：血常规可评估血液细胞数量和分布，寻找贫血、白细胞异常等线索；生化检查可评估肝功能、肾功能和电解质水平。

（4）病理检查：①淋巴结活检。通过手术或针吸取淋巴结组织进行显微镜检查，以确定淋巴瘤的类型和分级。②骨髓穿刺。评估骨髓内是否有淋巴瘤细胞浸润。

4. 治疗

（1）化疗：是治疗淋巴瘤的主要手段，通过使用多种抗癌药物杀死快速分裂的癌细胞。治疗方案通常根据淋巴瘤的类型和分期制订。

（2）放疗：通过高能放射线直接杀死肿瘤细胞，通常用于局部治疗或作为化疗后的辅助治疗。

（3）免疫治疗：单克隆抗体，如利妥昔单抗（Rituximab），能够靶向特定的淋巴瘤细胞表面抗原（如 CD20），增强免疫系统对癌细胞的攻击。CAR-T 细胞疗法可通过基因改造患儿的 T 细胞，使其能够识别并攻击癌细胞。该疗法已在某些类型的非霍奇金淋巴瘤的治疗中表现出显著疗效。

（4）靶向治疗：使用特定药物靶向针对淋巴瘤细胞的特定分子或信号通路，例如 Bcl-2 抑制剂、BTK 抑制剂等。

（5）干细胞移植：在高剂量化疗或放疗后，通过自体或异体干细胞移植，重建患儿的造血和免疫系统，适用于某些高危或复发性淋巴瘤患儿。

（三）多发性骨髓瘤

多发性骨髓瘤（Multiple myeloma,MM）是一种浆细胞恶性增殖性疾病，骨髓中的异常浆细胞大量增殖，产生异常免疫球蛋白（单克隆免疫球蛋白或 M 蛋白），并引起骨髓功能障碍、骨质破坏、贫血、高钙血症和肾功能损害等。虽然多发性骨髓瘤在成人中更为常见，但儿童也可发病。

1. 症状

（1）骨痛：骨骼疼痛是最常见的症状，通常发生在背部、肋骨和髋部。疼痛可能因活动或体重负荷而加剧。

（2）骨折：由于骨质疏松和骨质破坏，患儿容易发生病理性骨折，特别是脊柱和长骨。

（3）贫血：由于骨髓被恶性浆细胞占据，正常造血功能受损，患儿会出现疲劳、乏力、面色苍白等贫血症状。

（4）感染：由于正常免疫功能受损，患儿容易反复感染，特别是呼吸道感染和泌尿道感染。

（5）高钙血症：恶性浆细胞引起的骨质破坏会释放大量钙进入血液，导致高钙血症，表现为恶心、呕吐、便秘、腹痛和精神错乱等。

（6）肾功能损害：M 蛋白沉积在肾小管，导致肾功能受损，表现为蛋白尿和肾功能不全。

2. 诊断

（1）血液检查：通过血常规、血生化和血清蛋白电泳检测血红蛋白水平、钙水平和异常免疫球蛋白。

（2）尿液检查：尿蛋白电泳检测尿中 M 蛋白。

（3）骨髓穿刺：采集骨髓样本进行显微镜检查和免疫表型分析，以确认异常浆细胞及其类型。

（4）影像学检查：X 线、CT 和 MRI 等影像学检查评估骨质破坏和肿瘤扩散情况。

（5）免疫固定电泳和免疫荧光：进一步确认血清和尿液中的单克隆免疫球蛋白。

3. 治疗

（1）化疗：使用抗癌药物杀死快速分裂的浆细胞，常用药物包括来那度胺（Lenalidomide）、硼替佐米（Bortezomib）和环磷酰胺（Cyclophosphamide）等。

（2）免疫治疗：使用单克隆抗体（如达雷木单抗）或 CAR-T 细胞疗法，增强免疫系统对浆细胞的识别和攻击。

（3）靶向治疗：使用特定药物（如 Bcl-2 抑制剂）靶向作用于恶性浆细胞的特定分子或信号通路。

（4）干细胞移植：高剂量化疗后，通过自体或异体干细胞移植重建患儿的造血和免疫系统，是治疗复发性或难治性多发性骨髓瘤的重要方法。

（5）支持治疗：包括使用止痛药物、降钙药物（如双膦酸盐）和预防感染的抗生素等，可缓解症状并预防并发症。

4. 预后和随访

儿童多发性骨髓瘤的预后因个体差异和疾病分期而异。由于儿童体内细胞活性较强，对治疗反应较好，综合治疗通常能获得较好的预后。

治疗结束后需要长期随访，定期进行血液检查、骨髓检查和影像学检查，监测病情变化和治疗的不良反应。

（四）神经母细胞瘤

神经母细胞瘤（Neuroblastoma，NB）是一种发源于交感神经系统的恶性肿瘤，主要由未分化的神经母细胞构成。虽然不是典型的血液系统肿瘤，但该病在儿童中发病率相对较高，尤其是5岁以下儿童。

1．病因

神经母细胞瘤的病因尚不明确，但研究认为与以下因素有关。

（1）遗传因素：TP53、NRAS、BRCA2、PHOX2B和ALK等基因的特定变异可能增加患病风险。

（2）环境因素：可能与母体接触某些药物（如可待因）、叶酸缺乏、妊娠糖尿病等相关。

（3）染色体突变：本病的发生可能与染色体突变有关。

2．症状

神经母细胞瘤的症状复杂多样，与肿瘤起源部位、大小、生长情况及是否扩散有关。常见症状包括以下几个方面。

（1）腹部肿块：腹部肿瘤可导致腹胀、腹痛、腹部肿块及排便习惯改变（如腹泻或便秘）。

（2）呼吸困难：胸部肿瘤可引起气喘、咳嗽或呼吸困难。

（3）眼部症状：如眼眶瘀青、眼球突出等，提示癌细胞可能转移至眼部。

（4）皮肤症状：皮肤转移时可出现无压痛的丘疹或结节。

（5）其他症状：包括发热、贫血、消瘦、疲乏、食欲减退、关节疼痛等。

3. 诊断

神经母细胞瘤的诊断依赖于多种方法的检查结果。

（1）影像学检查：CT 和 MRI 检查常用于寻找腹部、骨盆和胸部的肿瘤，并估测肿瘤大小。

（2）组织活检与病理检查：通过开放性手术获取肿瘤组织标本进行活检，是疾病确诊的金标准。

（3）生化检查：检测血清特异酶（如神经元特异性烯醇化酶）或尿液中儿茶酚胺代谢产物增高也有助于诊断。

4. 治疗

神经母细胞瘤的治疗通常采用多学科综合治疗，包括手术、化疗、放疗及免疫治疗等。

（1）手术：根据肿瘤情况，选择部分切除或完全切除原发灶及区域内转移淋巴结。

（2）化疗：常用化疗药物有环磷酰胺、阿霉素、卡铂等。对于高危患儿，化疗周期一般为 3~6 个月。

（3）放疗：部分高危患儿及出现脊髓压迫症状、呼吸窘迫综合征的患儿需接受放疗。

（4）免疫治疗：如 CAR-T 治疗，主要针对高危神经母细胞瘤患儿。

5. 预后

神经母细胞瘤的预后因个体差异而不同，总体来讲，恶性程度高，但 1 岁以内、早期肿瘤患儿预后一般较好。神经母细胞瘤早期患者无 N-myc 扩增及 1p 缺失者，预后明显优于大年龄晚期组。近年来，随着诊断成像方式、医疗和手术管理以及支持性护理的发展,神经母细胞瘤患者的生存率有所提高,但5年存活率仍仅为20%左右。

6. 预防

目前尚无有效的方式预防神经母细胞瘤,但已知的风险因素为遗传和年龄。对于有家族遗传病史者,应积极进行基因筛查,并避免电离辐射、化学毒物等环境的不良刺激。

总之,神经母细胞瘤是一种复杂的恶性肿瘤,需要早期诊断和综合治疗以提高生存率。家长应密切关注儿童的身体状况,一旦发现不明原因的腹痛、胸痛、皮肤结节等症状,应及时就医。

(五)骨肉瘤

骨肉瘤作为一种罕见但高度恶性的骨肿瘤,主要影响儿童和青少年的骨骼健康。它起源于间叶组织,以肿瘤细胞能直接形成骨样组织或骨质为特点而得名。该病在全球范围内发病率为(3~5)/100万,虽然相对不常见,但其对患儿的生命质量和长期生存率构成了严重威胁。骨肉瘤好发于长骨干骺端,尤其是股骨下端和胫骨上端,其快速生长和侵袭性强的特点使得早期诊断和治疗显得尤为重要。

1. 病因

尽管医学界对骨肉瘤的确切病因尚未完全阐明,但多个因素被认为与其发病密切相关。

(1)遗传因素:家族性骨肉瘤病例虽然罕见,但某些遗传突变(如TP53、RB1等抑癌基因的失活)已被证实与骨肉瘤的发病风险增加有关。

(2)环境因素:长期暴露于某些化学物质、电离辐射或感染某些病毒(如EB病毒)可能增加患病风险,但这些因素的具体作用机制尚需进一步研究。

（3）发育异常：骨骼生长过程中的异常，如骨骺板提前闭合或骨骼过度增生，也可能为骨肉瘤的发生提供土壤。

（4）表观遗传调控：DNA 甲基化、组蛋白修饰等表观遗传变化可能影响肿瘤相关基因的表达，从而参与骨肉瘤的发病过程。

2. 症状

（1）疼痛：通常是首发症状，初期为间歇性疼痛，逐渐发展为持续性剧痛，尤以夜间为甚。

（2）肿胀与包块：随着肿瘤的生长，受累部位可出现明显的肿胀和包块，皮肤温度升高，常伴有静脉怒张。

（3）功能障碍：由于疼痛和肿胀，患儿可能出现关节活动受限，影响日常活动。

（4）全身症状：晚期可出现发热、贫血、消瘦等恶病质表现，部分患儿可因癌细胞转移而出现相应症状。

3. 诊断

（1）影像学检查：X 线可显示肿瘤的特征性改变，如骨质破坏、骨膜反应（Codman 三角）、日光射线征等。CT 和 MRI 则能更清晰地显示肿瘤的范围、与周围组织的关系及有无转移。

（2）病理学检查：通过穿刺活检或手术切除标本进行病理学检查，是确诊骨肉瘤的金标准。

4. 分期与预后评估

（1）分期：儿童骨肉瘤的分期通常采用 Enneking 分期系统或 TNM 分期系统。分期结果对于制订治疗方案和评估预后具有重要意义。

（2）预后评估：预后评估需综合考虑肿瘤分期、组织学类型、患儿年龄、治疗反应等多个因素。一般来说，早期发现、早期治疗的患儿预后较好。

5. 治疗方法

（1）手术治疗：是骨肉瘤治疗的核心，旨在彻底切除肿瘤组织，并尽可能保留肢体功能。目前保肢手术已成为主流，但对于晚期或复发患儿，截肢手术可能是必要的选择。

（2）化疗：术前和术后的化疗对于杀灭微小转移灶、提高手术切除率及降低复发率至关重要。常用化疗药物包括氨甲蝶呤、阿霉素、顺铂等。

（3）放疗：在骨肉瘤治疗中的作用有限，主要用于辅助治疗或姑息治疗。

（4）靶向治疗：随着分子生物学研究的深入，靶向治疗逐渐成为骨肉瘤治疗的新方向。通过针对肿瘤特异性分子靶点（如血管内皮生长因子受体、PD-1/PD-L1 等）进行治疗，有望进一步提高疗效。

6. 护理

良好的护理对于骨肉瘤患儿的康复至关重要。护理人员应密切监测患儿的病情变化、药物反应及心理状态，及时发现并处理潜在的并发症。同时，应加强对患儿及家属的健康教育，指导患儿正确进行日常护理和自我护理。

（1）疼痛管理：疼痛是骨肉瘤患儿的常见症状，护理人员应定期评估疼痛程度，并根据医嘱给予患儿适当的止痛药物或物理治疗，如冷敷、热敷或按摩，以缓解患儿的疼痛。

（2）伤口护理：对于接受手术治疗的患儿，护理人员应密切关注手术伤口的愈合情况，保持伤口清洁干燥，防止感染。根据医嘱定期更换敷料，并注意观察伤口有无红肿、渗液等异常情况。

（3）药物管理：化疗药物具有较多的不良反应，护理人员应确保患儿按时按量服药，并注意观察药物反应。如有恶心、呕吐、脱发等不良反应，应及时与医生沟通并采取相应的处理措施。

（4）饮食护理：良好的营养状态对于患儿的康复至关重要。护理人员应根据患儿的口味和营养需求制订合理的饮食计划，鼓励患儿多摄入高蛋白、高热量、易消化的食物，如瘦肉、鱼类、蛋类等。同时，避免辛辣、油腻等刺激性食物的摄入。

（5）功能锻炼：在医生指导下，护理人员应协助患儿进行适当的功能锻炼，如关节活动度训练、肌肉力量训练等。这有助于恢复患儿的身体功能，提高生活质量。

（6）自我护理：患儿的自我护理及家长对患儿的家庭护理在骨肉瘤管理中有重要意义。①日常监测。患儿及家长应学会自我监测病情，包括体温、脉搏、呼吸等生命体征的监测，以及对伤口、疼痛等情况的观察。一旦发现异常情况，应及时就医。②药物管理。患儿及家属应了解所用药物的用法、用量及可能的不良反应，确保按时按量服药，并学会应对药物不良反应的方法。③心理调适。患儿及家长应积极面对疾病，保持乐观的心态。可以通过参加心理支持小组、阅读相关书籍或寻求专业心理咨询师的帮助来调适心理状态。④健康的生活方式。保持健康的生活方式对于患儿的康复至关重要。患儿应保证充足的睡眠，避免熬夜；适当进行体育锻炼，增强体质；避免接触有害物质和环境，减少疾病复发的风险。⑤定期随访。患儿在康复期间应定期到医院进行随访检查，包括影像学检查、实验室检查等。这有助于及时了解病情变化，调整治疗方案，确保治疗效果。

三、再生障碍性贫血

再生障碍性贫血（Aplastic anemia, AA），简称再障，是一种罕见但严重的血液疾病，其特征是骨髓功能衰竭，导致血液中红细胞、白细胞和血小板的生成显著减少。AA在儿童中虽然不常见，但一旦发生，病情常较为严重，需要积极治疗和长期管理。

再生障碍性贫血是一种由骨髓造血干细胞损伤或功能障碍引起的全血细胞减少症。根据病因可以分为原发性和继发性，根据病情的严重程度分为轻度、中度和重度。

（一）病因

1. 原发性AA

（1）特发性AA：大多数再生障碍性贫血的病因尚不明确，称为特发性再生障碍性贫血。

（2）先天性AA：如Fanconi贫血，这是一种遗传性疾病，常伴有骨髓衰竭和其他先天畸形。

2. 继发性AA

（1）药物和化学物质：某些药物（如氯霉素、某些抗癌药物）和化学物质（如苯）可引起骨髓损伤。

（2）放射线：大剂量辐射暴露可导致骨髓衰竭。

（3）感染：乙型肝炎病毒、EB病毒等感染可引起AA。

（4）免疫机制：自身免疫反应可能攻击骨髓中的造血干细胞，导致AA。

（二）症状

（1）贫血症状：由于红细胞减少，患儿可能出现乏力、头晕、面色苍白、心悸等症状。

（2）出血倾向：由于血小板减少，患儿容易出现皮下出血、鼻出血、牙龈出血，严重时可能出现内脏出血。

(3)易感染：由于白细胞减少，特别是中性粒细胞减少，患儿容易反复感染，表现为发热、咽痛、咳嗽等。

(三)诊断

1. 病史和体检

详细询问病史，包括药物使用史、化学物质接触史、感染史和家族史。体检重点检查皮肤黏膜的出血情况、肝脾肿大和淋巴结肿大等。

2. 实验室检查

(1)血常规：全血细胞减少是再生障碍性贫血的特征，表现为红细胞、白细胞和血小板计数均降低。

(2)骨髓检查：骨髓穿刺和活检是确诊的金标准，显示骨髓中造血细胞显著减少，脂肪细胞增多。

(3)网织红细胞计数：网织红细胞显著减少，反映骨髓造血功能低下。

(4)其他检查：根据需要进行病毒学检查、免疫学检查和基因检测，以排除其他疾病。

(四)治疗

1. 支持治疗

(1)输血：对于贫血严重的患儿，定期输注红细胞悬液和血小板以缓解症状和预防出血。

(2)抗感染治疗：对于感染患儿，使用广谱抗生素，并根据细菌培养结果调整治疗方案。

(3)生活管理：保持良好的个人卫生，避免去人群聚集的地方，防止外伤和出血。

2. 药物治疗

（1）免疫抑制剂：对于免疫介导的再生障碍性贫血，使用免疫抑制剂如环孢素 A（Cyclosporine A）和抗胸腺细胞球蛋白（ATG）可以抑制免疫系统对造血干细胞的攻击。

（2）促红细胞生成素：对于部分患儿，使用促红细胞生成素可以刺激红细胞生成，缓解贫血症状。

（3）其他药物：如雄激素、糖皮质激素等，有时也用于治疗再生障碍性贫血，但效果不一。

3. 造血干细胞移植

（1）同种异体造血干细胞移植：对于重度再生障碍性贫血患儿，同种异体造血干细胞移植有可能是唯一的治愈方法。

（2）自体造血干细胞移植：对于一些特定病例，可以考虑自体造血干细胞移植，但适用范围较窄。

（五）预后

（1）轻度和中度患儿：通过药物治疗和支持治疗，部分患儿可以达到长期缓解。

（2）重度患儿：对于接受造血干细胞移植的患儿，成功移植后可以获得长期生存；对于未能移植的患儿，病情可能反复，需要长期治疗和监测。

四、血小板减少性紫癜

血小板减少性紫癜是一种复杂的出血性疾病，主要表现为皮肤黏膜瘀点、瘀斑，以及鼻腔、口腔、胃肠道和泌尿生殖道出血等。作为一种以血小板数量减少或功能异常为特征的出血性疾病，在儿童群体中并不罕见。它会严重影响患儿的生活质量，甚至可能威胁生命安全。

（一）病因分类

血小板减少性紫癜主要分为3大类：特发性血小板减少性紫癜（Idiopathic thrombocytopenic purpura, ITP）、继发性血小板减少性紫癜（Secondary thrombocytopenic purpura, STP）和血栓性血小板减少性紫癜（Thrombotic thrombocytopenic purpura,TTP）。

1. ITP

这是最常见的类型，占儿童血小板减少性紫癜的80%以上。其病因尚不完全清楚，但多认为与免疫调节异常有关。患儿体内产生针对自身血小板的抗体，导致血小板在脾等器官中被破坏。

2.STP

这类紫癜常由其他疾病引起，如（病毒、细菌等）感染、药物反应、自身免疫性疾病（如系统性红斑狼疮、类风湿性关节炎等）和恶性肿瘤等。这些疾病可能损伤血管内皮细胞，促进血小板聚集和消耗，或抑制骨髓中血小板的生成。

3. TTP

这是一种较为罕见的疾病，与ADAMTS13酶活性降低有关。ADAMTS13是一种能够裂解超大分子血管性血友病因子（von Willebrand factor, vWF）的金属蛋白酶。当ADAMTS13活性降低时，vWF无法被有效裂解，导致其在血管内聚集形成血小板血栓，进而引发一系列临床表现。

（二）发病机制

不同类型的血小板减少性紫癜在发病机制上有所差异，但均涉及血小板的生成、破坏和消耗等环节。

1. ITP

在ITP中,患儿体内产生抗血小板抗体,这些抗体与血小板膜上的糖蛋白结合,导致血小板被相关免疫细胞识别和破坏。此外,抗体还可能干扰巨核细胞的成熟和分化,减少血小板的生成。

2. STP

其发病机制复杂多样,可能涉及血管内皮损伤、血小板激活和消耗增多、骨髓抑制等多个方面。具体机制取决于引起继发性紫癜的原发病。

3. TTP

TTP的发病机制主要与vWF的异常聚集和血小板血栓的形成有关。当ADAMTS13活性降低时,vWF无法被有效裂解而形成超大分子多聚体。这些多聚体在血管内聚集并吸附血小板形成血栓,导致血小板消耗性减少和微血管病性溶血性贫血。

(三)症状

儿童血小板减少性紫癜的临床表现因病情轻重和病程长短而异。但总体上,患儿常出现以下症状。

(1)皮肤黏膜出血:是最常见的症状之一,表现为皮肤瘀点、瘀斑、紫癜等。这些出血点可出现在身体的任何部位,但以四肢远端多见。黏膜出血如鼻出血、牙龈出血也较为常见。

(2)神经系统症状:在TTP等严重类型中尤为突出,可表现为头痛、视物模糊、意识障碍、抽搐等。这些症状可能与脑微血管血栓形成导致脑组织缺血缺氧有关。

(3)溶血性贫血:在TTP等微血管病性溶血性贫血中可见,表现为黄疸、肝脾肿大等。这是因红细胞在通过狭窄的血管时被破坏所致。

(4)其他症状：可能出现如发热、乏力、食欲不振等全身不适症状。这些症状可能与原发病或免疫反应有关。

(四)诊断

1. 临床表现

注意询问患儿是否有出血症状及其程度，同时观察皮肤黏膜出血点的分布和形态。

2. 实验室检查

(1)血常规：了解血小板数量及其形态变化，同时观察红细胞和白细胞等指标以排除其他疾病。

(2)凝血功能检查：了解凝血系统的功能状态以排除凝血障碍性疾病。

(3)骨髓穿刺：对于难以确诊的病例可进行骨髓穿刺以了解骨髓造血情况。ITP 患儿骨髓中巨核细胞数量常增多，但形态异常且功能低下；STP 则可能表现为骨髓抑制或增生异常；TTP 则可能无特异性改变。

(4)特殊检查：如 ADAMTS13 活性检测等对于 TTP 的诊断具有重要意义。

3. 影像学检查

对于怀疑有颅内出血等严重并发症的患儿可进行头颅 CT 或 MRI 检查以明确诊断。

(五)治疗

1. 一般治疗

对于轻度出血或无症状的患儿可暂时不予特殊治疗，但需密切观察病情变化。避免剧烈运动和外伤以降低出血风险，保持环境清洁以减少感染机会，合理饮食以维持营养平衡等。

2. 免疫抑制治疗

糖皮质激素是ITP的首选治疗药物。它通过抑制免疫反应,减少抗血小板抗体的产生,从而减轻血小板破坏,促进血小板数量回升。给药方式通常为口服或静脉注射,剂量和疗程需根据患儿的年龄、体重、病情严重程度及治疗效果进行调整。治疗期间需密切监测患儿的血小板计数、出血症状及药物不良反应(如感染、高血压、骨质疏松等)。

3. IVIG

对于严重出血或不能耐受糖皮质激素的患儿,可给予大剂量IVIG治疗。IVIG能够迅速提高患儿体内的IgG水平,封闭Fc受体,抑制抗血小板抗体的产生和脾对血小板的破坏,从而快速提升血小板数量,缓解出血症状。但IVIG价格昂贵,且效果不持久,需根据患儿具体情况权衡利弊后使用。

4. 脾切除术

对于难治性ITP,经过充分的药物治疗后血小板计数仍无法维持在安全水平的患儿,可考虑进行脾切除术。脾是血小板被破坏的主要场所,切除后可显著减少血小板破坏,从而提升血小板数量。但脾切除后患儿易发生感染,特别是肺炎球菌感染,因此需做好预防接种和抗感染治疗。

5. 免疫抑制剂

对于糖皮质激素和IVIG治疗无效的患儿,可尝试使用免疫抑制剂如硫唑嘌呤、环孢素A等。这些药物能够抑制免疫反应,减少血小板抗体的产生,从而提升血小板数量。但免疫抑制剂的不良反应较大,需严密监测患儿的肝肾功能、骨髓抑制等不良反应。

6. 促血小板生成药物

近年来,一些新型促血小板生成药物如罗米司亭、艾曲波帕等已应用于临床，为 ITP 的治疗提供了新的选择。这些药物通过刺激巨核细胞的增殖和分化，促进血小板生成，从而提升血小板数量。这些药物在成人 ITP 中的疗效已得到认可，但在儿童病例中的使用经验和安全性尚需进一步研究。

7. 病因治疗

对于继发性血小板减少性紫癜，需针对原发病进行治疗。如感染性疾病需抗感染治疗，药物引起的血小板减少需停用相关药物，自身免疫性疾病需给予免疫抑制治疗等。通过治疗原发病，可从根本上改善血小板的数量和功能。

（六）预后

血小板减少性紫癜的预后因病因、病情严重程度及治疗方法等多种因素而异。总体上，ITP 的预后相对较好，多数患儿在接受规范治疗后可获得满意的疗效，血小板数量可恢复正常或接近正常，出血症状得到缓解。但部分患儿可能发展为难治性 ITP，需长期治疗以维持血小板数量在安全水平。STP 的预后则取决于原发病的病情和治疗效果。TTP 等严重类型的血小板减少性紫癜预后较差，需及时诊断和治疗以改善患儿的生存质量。

五、过敏性紫癜

过敏性紫癜（Anaphylactoid purpura）作为一种常见的儿童期血管炎性疾病，主要特征为皮肤及其他器官的血管周围炎症和 IgA 免疫复合物沉积，导致血管壁脆弱、通透性增加，进而引发出血性紫癜及其他系统症状。该病多发于儿童，发病率男孩略多于女孩，且存在显著的季节性差异，春秋季节更为常见。过敏性紫癜不仅影响儿童的身体健康，还可能对其心理健康及日常生活造成长期影响。

（一）病因

过敏性紫癜的确切病因尚未完全明确，但多数学者认为其发病与免疫异常、感染、遗传及环境因素密切相关。常见致敏原包括食物（如海鲜、奶制品、某些水果等）、药物（如抗生素、解热镇痛药等）、微生物（如细菌、病毒、支原体等）及花粉、尘螨等吸入性过敏原。

（二）发病机制

当儿童接触上述致敏原后，机体免疫系统发生异常反应，产生大量IgA抗体与抗原结合形成免疫复合物。这些复合物沉积于血管壁，激活补体系统，引发一系列炎症反应，导致血管壁损伤、通透性增加及血液外渗，形成紫癜及其他组织损伤。

（三）症状

1.皮肤症状

紫癜是最直观且常见的症状，多呈对称性分布于下肢及臀部，也可累及上肢及躯干。紫癜初期为紫红色斑丘疹，逐渐融合成片状，按压不褪色，伴有或不伴有瘙痒。部分患儿可出现荨麻疹样皮疹、多形性红斑等皮肤损害。

2.关节症状

约半数患儿会出现关节受累，以大关节为主，如膝、踝、肘、腕等，表现为关节肿胀、疼痛及活动受限，多为一过性，数日后可自行缓解。

3.胃肠道症状

约2/3的患儿会出现胃肠道症状，以腹痛最常见，多为阵发性绞痛，可伴有恶心、呕吐、腹泻或便血等症状。腹痛可发生于紫癜出现之前，也可与紫癜同时出现或之后发生。

4. 肾脏损害

肾脏受累是过敏性紫癜最为严重的并发症之一，称为紫癜性肾炎。症状表现为血尿、蛋白尿、管型尿及高血压等，严重者可发展为肾功能衰竭。

此外，部分患儿还可出现神经系统、肺部及心脏等系统器官的受累表现，但相对少见。

（四）诊断

1. 病史询问与体格检查

详细了解患儿的病史，包括发病前是否接触过致敏原、服用特殊药物、感染等情况。体格检查注意皮肤紫癜的分布、形态及伴随症状，同时检查关节、腹部及肾脏等是否有受累表现。

2. 实验室检查

血常规检查了解是否有贫血、白细胞增多及血小板计数是否正常，尿常规检查是否有血尿、蛋白尿等肾脏损害表现，免疫学检查如 IgA 水平及 IgA 免疫复合物含量检测有助于诊断，肾功能检查评估肾脏功能状态。

3. 影像学检查

腹部 B 超或 CT 用于评估胃肠道受累情况，排除急腹症等并发症；肾脏 B 超或 MRI 了解肾脏形态及结构改变。

4. 病理学检查

皮肤活检或肾活检是确诊过敏性紫癜的重要手段，可观察到血管壁有 IgA 免疫复合物沉积及血管周围炎细胞浸润等特征性改变。

（五）治疗

1. 日常调养

注意休息，避免剧烈运动；避免接触致敏原；饮食宜清淡易消化，避免辛辣刺激及过敏性食物。

2. 对症治疗

针对皮肤紫癜、关节症状、胃肠道症状及肾脏损害等分别给予相应治疗。如外用炉甘石洗剂缓解皮肤瘙痒；非甾体抗炎药缓解关节疼痛；解痉止痛药物及胃黏膜保护剂治疗胃肠道症状；对于紫癜性肾炎患儿，根据肾功能损害程度给予相应治疗，包括利尿、降压、免疫抑制剂等。

3. 病因治疗

尽量避免和消除致敏因素，如停用可疑药物、清除感染病灶等。对于反复发作或病情严重的患儿，可考虑使用免疫调节剂，如免疫抑制剂或免疫球蛋白，以调节机体的免疫反应。

（六）饮食管理

饮食管理是过敏性紫癜治疗中的重要环节。首先，应明确患儿的过敏原，并严格避免摄入相关食物。其次，提供均衡、易消化的饮食，确保患儿获得足够的营养支持。建议多食用富含维生素 C 和维生素 E 的食物，如新鲜蔬果等，以增强机体免疫力。同时，注意控制盐分和蛋白质的摄入量，以减轻肾脏负担。对于存在胃肠道症状的患儿，应根据病情调整饮食结构和量，避免加重胃肠道负担。

（七）心理关怀与家庭护理

1. 心理关怀

过敏性紫癜病程较长，且易反复发作，会对患儿及家长的心理造成较大压力。医护人员应给予患儿及家长充分的关心和安慰，解释病情及治疗过程，帮助他们树立战胜疾病的信心。同时，鼓励患儿参与适当的活动和社交，以减轻其孤独感和焦虑情绪。家长也应给予患儿心理支持，创造温馨和谐的家庭氛围，关注患儿的情感需求，及时给予鼓励和肯定。

2. 家庭护理

家庭护理在过敏性紫癜的治疗和康复中起着至关重要的作用。家长应学习正确的护理方法，如保持患儿皮肤清洁干燥，避免抓挠和摩擦；定期监测患儿的体温、尿量及紫癜变化情况，并记录相关数据以供医生参考；协助患儿按时服药，确保治疗方案的顺利实施。此外，家长还需关注患儿的休息和睡眠情况，保证充足的休息有助于身体恢复。

(八)并发症与长期影响

1. 并发症

过敏性紫癜的并发症主要包括紫癜性肾炎、消化道出血、肠套叠、肠梗阻等。其中，紫癜性肾炎是最严重的并发症之一，可导致肾功能损害甚至肾衰竭。消化道出血则表现为呕血、便血等症状，严重时可危及生命。肠套叠和肠梗阻等急腹症也需紧急处理，以避免病情恶化。

2. 长期影响

过敏性紫癜的反复发作和并发症可能对患儿的生长发育、学习能力及生活质量造成长期影响。长期服用药物可能导致肝肾功能损害及免疫力下降等不良反应。肾脏损害则可能影响患儿的生长发育和未来的生育能力。此外，紫癜的反复发作和长期治疗也可能给患儿带来心理压力和社交障碍等问题。

(九)特殊类型与疑难病例

1. 特殊类型

过敏性紫癜中存在一些特殊类型，如单纯型紫癜、腹型紫癜、关节型紫癜及混合型紫癜等。这些特殊类型的紫癜在临床表现、治疗原则及预后方面存在差异。例如，腹型紫癜以胃肠道症状为主要表现，治疗时需特别注意对胃肠道的保护和支持；关节型紫癜则需关注对关节的保护和功能恢复。

2. 疑难病例

对于某些病情复杂、治疗效果不佳的疑难病例，需进行多学科会诊和综合评估。通过综合考虑患儿的病情、年龄、身体状况及家庭背景等因素，制订个性化的治疗方案。必要时可使用基因检测等先进技术以明确病因和指导治疗。

（十）预防与健康教育

1. 预防

由于过敏性紫癜的确切病因尚未完全明确，因此无法完全避免其发生。但家长可通过以下措施降低患儿的患病风险：注意保持患儿的个人卫生和环境卫生；避免让患儿接触已知的过敏原；合理饮食，增强患儿的免疫力；定期进行体检和筛查，及时发现并治疗潜在的感染和其他疾病。

2. 健康教育

健康教育是提高患儿及家长对过敏性紫癜的认知以及加强自我管理能力的有效途径。医护人员应向患儿及家长详细解释疾病的相关知识、治疗方案及注意事项等内容，指导他们掌握正确的护理方法和观察病情的技巧，鼓励他们积极参与治疗并保持乐观的心态。同时，医护人员还应关注患儿的心理健康和社会适应能力的发展情况，并为其提供相应的心理支持和帮助。

第七节　内分泌系统疾病

内分泌系统由分泌激素的腺体组成,这些激素通过血液传递到体内各个组织和器官,调节各种生理功能,如生长、代谢、性发育和情绪。儿童内分泌系统疾病是指这些腺体分泌激素异常,导致身体功能紊乱。内分泌系统疾病是一组广泛而复杂的疾病,它们涉及儿童体内多种激素的分泌、调节和作用过程。这些疾病不仅影响儿童的生长发育,还可能对其身体健康、心理健康及生活质量产生深远影响。

一、垂体性侏儒症

垂体性侏儒症,又称生长激素缺乏症(Growth hormone deficiency, GHD),是因垂体功能减退引起生长素分泌不足,导致的生长发育缓慢,身材矮小,是常见儿童内分泌系统疾病。

(一)病因

1. 先天性因素

先天性生长激素缺乏通常与基因突变和发育异常有关。

(1)基因突变:某些基因的突变会导致生长激素缺乏,如GH1基因、GHRHR基因等突变。

(2)发育异常:胚胎发育过程中垂体前叶发育异常,可能导致生长激素分泌不足。

2. 后天性因素

后天性生长激素缺乏可能由以下因素引起。

(1)垂体损伤:头部外伤、手术或放疗可能损伤垂体,影响生长激素的分泌。

（2）肿瘤：垂体腺瘤或其他脑部肿瘤可能压迫垂体，导致生长激素分泌不足。

（3）感染：脑膜炎、脑炎等中枢神经系统感染可能损伤垂体功能。

（4）自身免疫性疾病：某些自身免疫性疾病可能攻击垂体，导致其功能受损。

（二）症状

（1）生长发育缓慢：身高显著低于同龄儿童，生长速度明显减慢。这是本病的主要症状。

（2）身体比例正常：患儿的身体比例通常正常，但身材矮小。

（3）婴儿肥胖：有些患儿可能在婴儿期呈现轻度肥胖。

（4）青春期延迟：青春期发育迟缓，性发育迟滞。

（5）骨龄落后：骨龄明显落后于实际年龄，常见于 X 光片检查。

（6）其他内分泌异常：可能伴有其他内分泌功能障碍，如甲状腺功能低下、性腺功能低下等。

（三）诊断

1. 临床评估

（1）病史：详细询问患儿的生长发育史、家族史、头部外伤史和其他相关病史。

（2）体格检查：测量身高、体重，评估身体比例和其他内分泌功能。

2. 实验室检查

（1）生长激素刺激试验：通过给予刺激剂（如胰岛素、阿片类药物、α-氨基己二酸）来评估垂体分泌生长激素的能力。低于正常值则表明生长激素缺乏。

（2）血清胰岛素样生长因子-1（IGF-1）和胰岛素样生长因子结合蛋白-3（IGFBP-3）水平测定：生长激素通过促进肝脏分泌 IGF-1 发挥作用，IGF-1 和 IGFBP-3 水平低下支持生长激素缺乏。

（3）其他内分泌检查：评估垂体其他激素（如促甲状腺激素、促性腺激素、促肾上腺皮质激素等）分泌情况，排除多种内分泌功能障碍。

3. 影像学检查

通过头颅 MRI 或 CT 检查垂体的形态和大小，可排除垂体肿瘤或其他结构性异常。

（四）治疗

垂体性侏儒症的主要治疗方法是生长激素替代治疗。其他辅助治疗包括管理相关内分泌功能障碍和支持性护理。

1. 生长激素替代治疗

重组人生长激素（rhGH）：通过注射 rhGH 弥补内源性生长激素的不足，促进患儿的生长发育。通常每日皮下注射，根据患儿的体重和治疗反应调整剂量。多数患儿在治疗后 1~2 年内生长速度显著加快，身高明显增加。常见不良反应包括注射部位反应、关节痛、头痛等，少数患儿可能出现严重不良反应，如颅内压增高、胰岛素抵抗等，因此需要密切监测和调整治疗方案。

2. 辅助治疗

（1）管理相关内分泌功能障碍：如甲状腺功能低下、性腺功能低下等，需要相应的激素替代治疗。

（2）支持性护理：帮助患儿和家长应对疾病带来的心理压力，提供正确的生长发育知识，鼓励患儿积极参与治疗。

（五）随访与预后

垂体性侏儒症患儿在接受生长激素替代治疗后，通常能获得显著的生长改善，许多患儿的身高可以达到正常或接近正常。然而，治疗效果个体差异较大，需要长期随访和管理。

1. 随访

（1）定期监测：每 3~6 个月随访一次，评估生长速度、身高、体重和治疗反应。

（2）激素水平监测：通过定期测定血清 IGF-1、IGFBP-3 和其他相关激素水平，调整治疗剂量。

（3）影像学检查：必要时进行头颅 MRI 或 CT 检查，监测垂体和其他脑部结构变化。

2. 预后

（1）生长预后：大多数患儿在接受生长激素替代治疗后，生长速度显著加快，最终身高接近正常。

（2）内分泌功能预后：需持续监测和管理其他内分泌功能，确保整体健康和发育正常。

（3）心理预后：心理支持和教育对于患儿的心理健康和社会适应非常重要，有助于提高其生活质量。

（六）特例与并发症

尽管大多数垂体性侏儒症患儿在接受生长激素替代治疗后能获得良好的预后，但仍需注意一些特殊情况和可能的并发症。

1. 特例

（1）合并多种内分泌功能障碍：有的患儿可能同时存在多个垂体激素缺乏（如促甲状腺激素、促性腺激素等），需要综合管理。

（2）基因突变：某些基因突变引起的垂体性侏儒症可能对生长激素替代治疗反应较差，需要综合其他治疗策略。

2. 并发症

生长激素替代治疗可能导致胰岛素抵抗、颅内压增高等，需要密切监测，及时调整治疗方案。其他并发症包括心理压力、社交障碍等，需要心理支持和社会适应训练。

二、性早熟与性延迟

性发育是儿童成长过程中的一个重要阶段，标志着从儿童期向成年期的过渡。然而，性发育的异常表现，如性早熟（Precocious puberty）和性延迟（Delayed puberty），却给许多家庭带来困扰和担忧。性早熟指的是儿童在未达到正常青春期年龄前即出现第二性征的发育；而性延迟则相反，表现为青春期发育的显著延迟。这两种情况都可能对孩子的身心健康、社交能力及未来的生活质量产生深远影响。这里将全面探讨性早熟与性延迟的定义、分类、表现、危害、检测、诊断、治疗与管理等内容，以期为家长、教师及医疗工作者提供有价值的参考。

（一）性早熟的定义与分类

1. 定义

性早熟是指儿童在未达到正常青春期年龄（女孩通常为 8 岁前，男孩为 9 岁前）时，即出现第二性征的发育，包括乳房发育、阴毛生长、腋毛出现、生殖器发育、身高和体重迅速增长以及声音变化等。根据下丘脑－垂体－性腺轴功能是否提前启动，性早熟可分为真性性早熟（又称中枢性性早熟）和假性性早熟（又称外周性性早熟）。

2. 分类

（1）真性性早熟（Central precocious puberty, CPP）：是由于下丘脑－垂体－性腺轴提前激活，导致促性腺激素释放激素（GnRH）的分泌增加，进而促进性腺（卵巢或睾丸）的发育和性激素的分泌。这种类型的性早熟常伴有骨骼成熟加速和生长潜力受损。

（2）假性性早熟（Peripheral precocious puberty，PPP）：是由于性腺以外的因素，如性腺肿瘤、肾上腺皮质增生或肿瘤等，导致性激素（如雌激素、雄激素）异常分泌，从而引发第二性征发育。此类性早熟不伴有骨骼成熟加速，对最终身高的影响相对较小。

（二）性早熟的表现与危害

1. 表现

女孩乳房过早发育，阴毛、腋毛出现，生长速度加快，骨盆增宽，月经初潮提前等。

男孩睾丸和阴茎增大，阴毛出现，声音变粗，出现胡须和喉结等。

二者均可能出现骨龄超前，身高和体重快速增长，但最终身高可能低于正常水平。

2. 危害

（1）心理影响：性早熟的孩子可能因身体发育与同龄人不符而感到自卑、焦虑、抑郁等，影响社交能力和心理健康。

（2）生理影响：骨骼成熟加速可能导致生长潜力受损，最终身高低于遗传靶身高。此外，性激素水平的异常还可能影响其他内分泌功能。

（3）社会适应问题：性早熟的孩子可能因身体变化而受到同龄人的排斥或误解，增加其社交障碍的风险。

（三）性早熟的检测与诊断

1. 检测

（1）体格检查：观察第二性征的发育情况，测量身高、体重、骨龄等。

（2）实验室检查：检测性激素水平（如雌二醇、睾酮）、促性腺激素【如卵泡生成素（FSH）、促黄体生成素（LH）】以及甲状腺激素等。

（3）影像学检查：如B超检查卵巢或睾丸的大小，骨龄测定评估骨骼发育情况，必要时进行头颅MRI以排除中枢神经系统病变。

2. 诊断

性早熟的诊断需综合考虑临床表现、体格检查、实验室检查和影像学检查结果。真性性早熟的诊断需依据GnRH激发试验的结果，该试验通过静脉注射GnRH类似物，观察FSH和LH的反应情况，以判断下丘脑－垂体－性腺轴是否提前激活。

（四）性早熟的治疗与管理

1. 治疗

（1）药物治疗：对于真性性早熟，常采用GnRH类似物（如醋酸亮丙瑞林微球、醋酸曲普瑞林）进行治疗，以抑制性腺的发育和性激素的分泌。对于假性性早熟，则需针对原发病因进行治疗，如切除肿瘤、使用激素替代疗法等。

（2）手术治疗：对于因肿瘤引起的假性性早熟，手术治疗是首选方法。

2. 管理

（1）心理支持：提供心理咨询和支持，帮助患儿及家长应对性早熟带来的心理挑战。

（2）饮食与运动：均衡饮食，避免过多摄入高热量、高脂肪食物；适量运动，促进健康成长。

（3）定期复查：定期监测身高、体重、骨龄和性激素水平等指标，评估治疗效果并调整治疗方案。

（五）性延迟的定义与原因

1. 定义

性延迟是指儿童在达到正常青春期年龄后仍未出现第二性征的发育，或者发育进程明显迟于同龄人。这种情况可能伴随着生长激素、性激素等分泌不足或功能障碍，影响青春期的正常启动和进展。

2. 原因

（1）生理性原因：①遗传因素。个体间存在遗传差异，部分人群可能因家族遗传而表现出青春期发育延迟。②营养与环境因素。长期营养不良、慢性疾病、极端环境条件（如高海拔、严寒）等可能影响青春期发育的正常进程。

（2）病理性原因：①内分泌异常，如生长激素缺乏症（Growth hormone deficiency，GHD）、低促性腺激素性性腺功能减退（Hypogonadotropic hypogonadism，HH）、甲状腺功能低下等，均可导致青春期发育延迟。②染色体异常，如特纳综合征（Turner 综合征）等染色体异常疾病，女性患者常表现为青春期不发育或发育延迟。③慢性疾病，如慢性肾病、肝病、先天性心脏病等，长期疾病状态可影响内分泌系统，导致青春期发育受阻。

（六）性延迟的影响与关注

1. 影响

（1）生长发育：青春期是身高和体重快速增长的重要时期，性延迟可能导致生长发育迟缓，最终身高可能低于正常水平。

（2）心理健康：与同龄人相比，性延迟的儿童可能因身体发育不同步而感到自卑、焦虑，影响其心理健康和社交能力。

（3）生育能力：对于因内分泌异常导致的性延迟，若不及时治疗，可能影响成年后的生育能力。

2. 关注

家长和医疗工作者应关注儿童的生长发育情况，及时发现并评估性延迟的可能性。特别是对于家族中有性延迟史、长期营养不良、患有慢性疾病或表现出其他内分泌异常症状的儿童，更应提高警惕，定期进行身体检查和内分泌评估。

（七）性延迟的诊断与治疗

1.诊断

（1）体格检查：观察第二性征的发育情况，测量身高、体重、骨龄等。

（2）实验室检查：检测生长激素、性激素（如睾酮、雌二醇）、促性腺激素（如FSH、LH）以及甲状腺激素等水平。

（3）影像学检查：如头颅MRI以排除下丘脑-垂体病变，腹部B超或CT检查以排除肾上腺或性腺病变。

（4）遗传学检查：对于疑似染色体异常的患儿，可进行染色体核型分析。

2.治疗

（1）激素替代疗法：对于因生长激素缺乏导致的性延迟，可采用生长激素替代治疗；对于低促性腺激素性性腺功能减退患儿，可给予GnRH或其类似物治疗，以促进性腺发育和性激素分泌。

（2）原发病治疗：对于因慢性疾病、染色体异常等导致的性延迟，需针对原发病进行治疗，以改善内分泌功能，促进青春期发育。

三、甲状腺功能异常

甲状腺功能异常是指甲状腺在合成、分泌甲状腺激素的过程中出现功能亢进或减退的状态，导致血液中甲状腺激素浓度异常，进而影响人体的正常生理功能。甲状腺功能异常在儿童期是一个不容忽视的健康问题，它涉及甲状腺这一重要内分泌腺体的功能失调，会对儿童的生长发育、神经系统发育、代谢等多个方面产生深远影响。甲状腺位于颈部，形状如同蝴蝶，虽小却功能强大，负责生产两种关键激素——甲状腺素（T4）和三碘甲状腺原氨酸（T3），这些激素对维持人体的新陈代谢、体温调节、心脏功能及神经系统发育至关重要。这里将详细探讨儿童甲状腺功能异常的定义、分类、临床表现、诊断、治疗及管理，以期为家长、教师及医疗工作者提供全面的科普知识。

（一）分类

甲状腺功能异常主要分为两大类：甲状腺功能亢进（简称甲亢）和甲状腺功能减退（简称甲减）。在儿童中，这两类异常均可能发生，但各有其特点和临床表现。

1. 甲状腺功能亢进

儿童甲状腺功能亢进相对罕见，一旦发生，由于甲状腺激素分泌过多，导致新陈代谢加速，能量消耗增加，症状可能较为严重。

2. 甲状腺功能减退

甲状腺功能减退在儿童中更为常见，尤其是先天性甲状腺功能减退（Congenital hypothyroidism, CH），是新生儿筛查中的重要项目之一。甲减可导致甲状腺激素分泌不足，新陈代谢减慢，影响生长发育和神经系统发育。

（二）临床表现

1. 甲状腺功能亢进的临床表现

（1）高代谢症状：患儿可能出现多食易饥、体重不增反减、怕热多汗、心率加快、呼吸急促等症状。

（2）神经系统症状：易激惹、烦躁不安、注意力不集中、失眠多梦、手颤等。

（3）生长发育异常：虽然甲亢本身会促进代谢，但长期高代谢状态可能导致营养消耗过度，影响生长发育，表现为身高增长缓慢或停滞。

（4）突眼：部分患儿可能出现 Graves 眼病，表现为眼球突出、结膜充血水肿等。

2. 甲状腺功能减退的临床表现

（1）生长发育迟缓：是甲减患儿最显著的特征，表现为身高增长缓慢、骨龄落后、牙齿萌出延迟等。

（2）神经系统发育障碍：智力低下、反应迟钝、嗜睡、记忆力减退等，严重者可出现痴呆。

（3）代谢率降低：畏寒怕冷、皮肤粗糙、面色苍白或发黄、便秘、体重增加等。

（4）特殊面容：面部浮肿、鼻梁低平、眼距增宽、舌大而宽厚且常伸出口外，形成黏液性水肿面容。

（三）诊断

1. 初步评估

医生会通过询问病史、体格检查来初步评估患儿是否存在甲状腺功能异常的可能，特别关注生长发育情况、神经系统表现、代谢率变化以及特殊面容等线索。

2. 实验室检查

（1）甲状腺功能检测：包括血清游离甲状腺素（FT4）、游离三碘甲状腺原氨酸（FT3）、促甲状腺激素（TSH）等指标的测定。甲减时，TSH 升高，FT4 和 FT3 降低；甲亢时，则相反。

（2）甲状腺抗体检测：如TSH受体抗体（TRAb）、抗甲状腺过氧化物酶抗体（TPOAb）等，有助于鉴别甲亢的病因（如Graves病）。

（3）甲状腺超声检查：评估甲状腺大小、形态及有无结节或肿块。

（4）核素扫描或CT/MRI：对于怀疑有甲状腺肿瘤或异位甲状腺的患儿，可进行相关影像学检查。

3. 遗传学与基因检测

对于先天性甲状腺功能减退症患儿，建议进行遗传学与基因检测，以明确病因并评估遗传风险。

（四）治疗

1. 甲状腺功能亢进的治疗

（1）药物治疗：常用抗甲状腺药物（如甲巯咪唑、丙硫氧嘧啶）抑制甲状腺激素的合成。注意剂量调整，避免过度抑制导致甲减。

（2）放射性碘治疗：不适用于儿童，其可能影响生长发育和甲状腺功能。

（3）手术治疗：仅在药物治疗无效或甲状腺肿大显著压迫周围组织时考虑。

（4）支持治疗：包括高热量、高蛋白、高维生素饮食，以补充因代谢加快而消耗的营养物质。

2. 甲状腺功能减退的治疗

（1）甲状腺激素替代治疗：终身服用左甲状腺素钠，根据患儿年龄、体重、病情及TSH水平调整剂量。目标是使TSH维持在正常范围内，保证患儿正常的生长发育和神经系统发育。

（2）定期监测：定期监测甲状腺功能（至少每年一次），根据结果调整药物剂量。

（3）特殊教育与心理辅导：对于智力发育受影响的患儿，应提供特殊教育支持，同时进行心理辅导，帮助患儿及家长应对心理挑战。

四、儿童糖尿病

儿童糖尿病是指儿童发生的，由于胰岛素绝对或相对不足导致的高血糖状态。根据病因和临床表现的不同，可分为1型糖尿病（T1DM）、2型糖尿病（T2DM）及特殊类型糖尿病。儿童糖尿病是一种严重影响儿童健康成长的慢性疾病。与成人糖尿病不同，儿童糖尿病以T1DM最为常见，占儿童糖尿病的90%以上，而T2DM及一些特殊类型糖尿病的发病率虽较低，但近年来也呈现上升趋势。儿童糖尿病的早期诊断与综合管理对于控制病情、预防并发症、提高患儿生活质量具有重要意义。

全球范围内，儿童糖尿病的发病率逐年上升，尤其是在发达国家。遗传因素、环境因素及生活方式改变是主要原因。在我国，随着生活水平的提高和饮食结构的改变，儿童糖尿病的发病率也在逐年增加。

（一）病因与发病机制

1. 儿童T1DM的病因与发病机制

T1DM的主要病因是自身免疫反应使胰岛β细胞被破坏，无法正常分泌胰岛素，导致胰岛素绝对不足。遗传易感性、环境因素（如病毒感染、化学物质暴露）及自身免疫系统的异常激活共同参与了这一过程。当胰岛β细胞被破坏到一定程度时，机体无法产生足够的胰岛素来维持血糖平衡，导致高血糖状态。

2. 儿童T2DM的病因与发病机制

儿童T2DM的发病机制与成人相似，但更加复杂。肥胖、不良饮食习惯、缺乏运动等环境因素在发病中起重要作用。这些因素导致胰岛素抵抗和/或胰岛素分泌不足，进而引发高血糖。遗传因素同样重要，具有家族聚集性。

（二）症状

1.典型症状

（1）多饮、多尿、多食：由于血糖升高，机体为了维持渗透压平衡，需要大量饮水并排尿。同时，由于胰岛素不足或作用障碍，机体无法有效利用葡萄糖供能，导致患儿常感饥饿，食量增加。

（2）体重下降或生长迟缓：尽管患儿食欲旺盛，但由于机体无法有效利用糖分，导致能量消耗增加，体重不增反减或生长迟缓。

（3）疲乏无力：高血糖状态下，机体细胞能量代谢障碍，患儿常感疲乏无力。

（4）视物模糊：高血糖可引起晶状体渗透压改变，导致视物模糊。

2.特殊症状

（1）酮症酸中毒：T1DM 患儿在病情急剧恶化时，可出现酮症酸中毒，表现为恶心、呕吐、腹痛、呼吸深快等症状，严重者可出现昏迷甚至死亡。

（2）黑棘皮症：部分 T2DM 患儿可出现颈部、腋下等皮肤皱褶处色素沉着、增厚，形成黑棘皮症。

（三）诊断

1.血糖检测

空腹血糖、随机血糖及口服葡萄糖耐量试验（OGTT）是诊断糖尿病的基本方法。儿童糖尿病的诊断标准与成人相同，即空腹血糖 ≥ 7.0mmol/L，随机血糖 ≥ 11.1mmol/L，餐后 2 小时血糖 ≥ 11.1mmol/L。

2. 尿糖与尿酮体检测

尿糖阳性提示血糖升高，但尿糖阴性不能排除糖尿病。尿酮体阳性则提示可能出现酮症酸中毒。

3. 胰岛功能检查

包括胰岛素释放试验、C 肽释放试验等，有助于区分 T1DM 和 T2DM。T1DM 患儿胰岛素释放减少或缺失，C 肽水平也相应降低；而 T2DM 患儿则可能出现胰岛素分泌高峰延迟或胰岛素抵抗。

4. 抗体检测

针对胰岛细胞抗体（ICA）、胰岛素自身抗体（IAA）、谷氨酸脱羧酶抗体（GADA）等自身抗体的检测，有助于确定 1 型糖尿病的自身免疫性病因。

（四）治疗

1. 儿童 T1DM 的治疗

（1）胰岛素替代治疗：是 T1DM 治疗的基石。根据患儿的年龄、体重、病情及生活方式，制订个体化的胰岛素治疗方案，包括基础胰岛素和餐时胰岛素的剂量调整。

（2）饮食管理：合理控制饮食，保证营养均衡，控制总热量，避免高糖、高脂肪食物，定时定量进餐。

（3）运动疗法：鼓励患儿进行适量运动，有助于控制体重、改善胰岛素敏感性。

（4）血糖监测：定期监测血糖水平，根据血糖变化调整胰岛素剂量和饮食计划。

（5）教育与心理支持：对患儿及家长进行糖尿病教育，提高自我管理能力；提供心理支持，缓解焦虑和恐惧情绪。

2. 儿童 T2DM 的治疗

儿童 T2DM 的治疗，除了上述提及的饮食管理、运动疗法、血糖监测等之外，还需特别注意以下几点。

（1）生活方式干预：作为初始治疗的重要部分，强调通过调整饮食结构，减少高糖、高脂肪食物摄入，增加膳食纤维和优质蛋白质的比例，以及增加日常活动量来改善血糖，促进体重减轻。

（2）口服降糖药物：在生活方式干预无法有效控制血糖时，可考虑使用口服降糖药物。然而，儿童 2 型糖尿病的口服降糖药物选择相对有限，且需根据患儿的年龄、肝肾功能、药物不良反应及依从性等因素综合考虑。常用口服降糖药物包括二甲双胍、阿卡波糖等，但具体使用需遵医嘱。

（3）胰岛素治疗：对于血糖水平极高、合并酮症酸中毒或经口服降糖药物及生活方式干预仍无法控制血糖的患儿，应及时启动胰岛素治疗。胰岛素治疗方案需个体化，并根据血糖监测结果及时调整剂量。

（4）血脂管理：儿童 T2DM 患者常伴有血脂异常，因此血脂管理也是治疗的重要组成部分。通过饮食调整和必要的降脂药物治疗，维持血脂在正常范围内。

（5）血压监测与控制：高血压是 T2DM 的常见并发症之一，因此需定期监测血压，对于合并高血压的患儿应给予降压治疗。

（五）特殊类型糖尿病

除了 T1DM 和 T2DM 外，还存在一些特殊类型的糖尿病，它们在儿童中的发病率较低，但也需要关注。这些特殊类型糖尿病包括青少年发病的成人型糖尿病、线粒体糖尿病、新生儿糖尿病等。这些疾病的病因、发病机制及临床表现各异，因此诊断和治疗也需个体化。例如，青少年发病的成人型糖尿病是由于基因突变导致胰岛 β 细胞功能缺陷所致，其治疗策略可能与传统的 T1DM 和 T2DM 有所不同。

（六）生活质量与长期管理

1. 生活质量

糖尿病对患儿的生活质量有着显著影响，包括身体健康、心理健康及社会适应能力等方面。因此，在糖尿病治疗过程中，不仅要关注血糖控制水平，还要重视患儿的生活质量。通过合理的饮食管理、适量运动、良好的心理支持和有效的社会融入，帮助患儿提高生活质量，减少并发症。

2. 长期管理

糖尿病是一种需要终身管理的慢性疾病。对于儿童糖尿病患者来说，长期管理尤为重要。这包括定期监测血糖、糖化血红蛋白等指标，及时调整治疗方案；定期进行并发症筛查，如眼底检查、肾功能检查等；加强患儿及家长的糖尿病教育，提高自我管理能力；关注患儿的心理健康和社会适应能力等。通过全面的长期管理，可以有效控制病情进展，减少并发症的发生，提高患儿的生活质量。

（七）中医治疗

中医在治疗儿童糖尿病方面，强调通过调理脏腑功能、气血阴阳，达到控制血糖、改善症状、预防并发症的目的。

1. 中医病因病机

中医认为，糖尿病（中医称为“消渴”）的发生主要与以下几个方面有关。

（1）先天禀赋不足：先天不足、体质虚弱的儿童易患糖尿病。中医认为先天禀赋与肾精的充盈程度有关，先天肾精不足，会影响后天脾胃的运化功能，导致气血阴阳失调，诱发糖尿病。

（2）饮食不节：长期饮食不节，过食甘肥厚味，损伤脾胃，导致痰湿内生，最终引发糖尿病。

（3）情志失调：长期情志失调，如精神紧张、情绪抑郁，会影响肝脾功能，导致气机郁结，久则化火，灼伤津液，进而引发糖尿病。

（4）久病体虚：一些慢性疾病会耗伤正气，使人久病体虚，特别是脾胃功能的损伤，易导致气血阴阳失调，引发糖尿病。

2. 辨证分型治疗

中医治疗儿童糖尿病，注重辨证分型，根据不同的病因病机，采用不同的治疗方法。

（1）肺热津伤型：症见口渴多饮，多尿，尿色黄赤，口干舌燥，烦热多汗，舌红、苔薄黄，脉数。治法用清热益气、生津止渴。常用方剂有白虎加人参汤。

（2）胃热炽盛型：症见多食易饥，口渴多饮，形体消瘦，口臭便秘，舌红、苔黄厚，脉滑数。治法用清胃泻火、养阴生津。常用方剂有玉女煎。

（3）肾阴亏虚型：症见尿频多量，腰膝酸软，头晕耳鸣，视物模糊，口干舌燥，舌红、少苔，脉细数。治法用滋阴补肾。常用方剂有六味地黄丸。

（4）阴阳两虚型：症见尿频多量，口渴多饮，形寒肢冷，腰膝酸软，精神萎靡，舌淡红、少苔，脉沉细无力。治法用温补肾阳、滋阴止渴。常用方剂有金匮肾气丸。

3. 针灸疗法

针灸可调节经络气血，改善脏腑功能，达到降血糖、调理身体的目的。常用穴位如下：足三里穴，位于小腿外侧，外膝眼下 3 寸，可健脾和胃，调节消化功能；三阴交穴，位于小腿内侧，内踝尖上 3 寸，可调理脾胃，滋阴养血；肾俞穴，位于第 2 腰椎棘突下，旁开 1.5 寸，可补肾益精，调节肾功能；关元穴，位于下腹部，前正中线上，脐下 3 寸，可补益下焦，固本培元；气海穴，位于下腹部，前正中线上，脐下 1.5 寸，可调节气血，增强免疫力。实际应用时可根据不同证型配穴，如肺热津伤型可加列缺穴、太渊穴，胃热炽盛型可加内庭穴、下巨虚穴，肾阴亏虚型可加太溪穴、然谷穴，阴阳两虚型可加命门穴、太溪穴等。

4. 推拿按摩

推拿按摩通过刺激特定穴位和经络，调理脏腑功能，促进气血运行，帮助控制血糖。常用穴位如下：天枢穴，位于腹部，脐中旁开 2 寸，可调理肠胃；中脘穴，位于上腹部，前正中线上，脐上 4 寸，可健脾和胃；关元穴，位于下腹部，前正中线上，脐下 3 寸，可补益下焦；足三里穴，位于小腿外侧，外膝眼下 3 寸，可健脾益气；三阴交穴，位于小腿内侧，内踝尖上 3 寸，可调理脾胃。每日一次，每次 20~30 分钟，坚持治疗 1 个月以上，可见明显效果。

5. 饮食疗法

中医饮食疗法通过合理的膳食搭配，调理脾胃功能，促进代谢，帮助控制血糖。

（1）饮食原则：①低脂低糖。减少高脂肪、高糖食物摄入，避免油炸食品、甜点等。②高膳食纤维。增加蔬果、全谷物等高膳食纤维食物的摄入，促进肠道蠕动。③少食多餐。控制食量，每日三餐定时定量，少食多餐，避免暴饮暴食。

（2）常用食材：①山药，健脾益气，助消化。②薏苡仁，健脾祛湿，利水消肿。③苦瓜，清热解毒，控血糖。

（3）食疗方：①薏苡仁冬瓜汤。薏苡仁 30 克，冬瓜 200 克，煮汤食用，每日一次。②山药枸杞粥。山药 50 克，枸杞子 20 克，大米适量，煮粥食用，每日一次。③苦瓜炒鸡蛋。苦瓜 50 克，鸡蛋 2 个，炒熟食用，每日一次。

五、儿童肥胖症

儿童肥胖症是指儿童体重明显超过正常范围，脂肪过度堆积，严重影响身体健康和生活质量。随着社会经济的发展和生活方式的改变，儿童肥胖症的发病率在全球范围内显著增加，已成为公共卫生领域的重要问题。肥胖不仅影响儿童的生长发育，还显著增加其成年后患多种慢性疾病的风险。

（一）病因

儿童肥胖症的病因复杂，涉及遗传、环境、生活方式等多种因素。

1. 遗传因素

（1）家族史：肥胖具有明显的遗传倾向。父母肥胖，孩子更容易患肥胖症。

（2）基因突变：某些基因突变（如 LEP 基因、MC4R 基因）可能导致肥胖，这些基因与食欲调节、能量代谢有关。

2. 环境因素

（1）饮食习惯：高热量、高脂肪、高糖饮食摄入过多，蔬果摄入不足，容易导致肥胖。

（2）运动不足：现代社会中，儿童花费更多时间在电视、电脑和手机上，缺乏足够的户外活动和体育锻炼。

（3）社会环境：快餐文化、广告宣传、学校食堂和家庭饮食习惯等都会影响儿童的饮食选择和生活方式。

3. 生活方式因素

（1）睡眠不足：研究表明，睡眠不足与肥胖风险增加有关，儿童需要充足的睡眠来维持正常的代谢功能。

（2）心理因素：情绪压力、家庭环境、社交关系等心理因素也可能影响儿童的饮食行为和体重控制。

（二）临床表现

儿童肥胖症的主要表现是体重超标，常伴有多种并发症。

1. 身体表现

（1）体重增加：体重显著超过同龄儿童的正常范围，常用体重指数（Body mass index，BMI）衡量肥胖程度。

（2）脂肪分布：脂肪主要堆积在腹部、臀部和大腿，表现为腹型肥胖或全身肥胖。

（3）生长发育：肥胖儿童的身高通常较高，但骨龄提前，青春期发育可能提前或延迟。

2. 代谢异常

（1）胰岛素抵抗：肥胖儿童易发生胰岛素抵抗，增加T2DM的风险。

（2）血脂异常：如高胆固醇血症、高甘油三酯血症在肥胖儿童中较为常见。

（3）高血压：肥胖儿童血压升高的风险增加。

3. 心血管疾病

（1）动脉粥样硬化：肥胖儿童容易发生动脉粥样硬化，增加患心血管疾病风险。

（2）心脏肥大：过多脂肪堆积可能导致心脏肥大，影响心脏功能。

4. 呼吸系统问题

（1）睡眠呼吸暂停综合征：肥胖儿童易发生睡眠呼吸暂停，影响睡眠质量和日常活动。

（2）哮喘：肥胖会增加哮喘的发病风险。

5. 骨骼和肌肉问题

（1）骨骼发育异常：过重的体重会增加骨骼和关节负担，导致生长板损伤、膝关节痛等问题。

（2）肌肉力量不足：由于缺乏运动，肥胖儿童的肌肉力量和耐力较差。

6. 心理问题

（1）自尊心低下：肥胖儿童常因体形问题遭受嘲笑和排斥，自尊心受挫。

（2）焦虑和抑郁：肥胖儿童易出现焦虑、抑郁等情绪问题，影响心理健康。

（三）诊断

儿童肥胖症的诊断主要基于 BMI，结合临床表现和实验室检查。

1. BMI

计算公式：BMI = 体重（kg）/ 身高（m）的平方

诊断标准：根据 WHO 或各国标准，儿童的 BMI 达到或超过同年龄、同性别儿童 BMI 标准的第 95 百分位数，即为肥胖；在第 85 至第 95 百分位数之间，即为超重。

2. 实验室检查

（1）血糖和胰岛素水平：检查空腹血糖、糖化血红蛋白和胰岛素水平，评估糖代谢状况。

（2）血脂水平：测定胆固醇、甘油三酯、高密度脂蛋白和低密度脂蛋白水平，评估脂代谢状况。

（3）肝功能检查：评估是否存在脂肪肝和其他肝脏问题。

（4）其他检查：如甲状腺功能、血压测量等，评估是否存在其他相关疾病。

（四）治疗

儿童肥胖症的治疗需要综合干预，包括改变生活方式、饮食管理、运动锻炼、心理支持和必要的药物治疗。

1. 改变生活方式

（1）合理饮食：制订个性化的饮食计划，减少高热量、高脂肪、高糖食物的摄入，增加水果、蔬菜、全谷物和瘦肉的摄入。

（2）改善生活习惯：限制注视屏幕的时间，保证充足睡眠，避免吃零食和夜宵。

2. 饮食管理

（1）平衡膳食：提供营养丰富、低热量的膳食，避免高脂肪、高糖、高盐食物。

（2）控制分量：合理控制食物分量，避免饮食过量。

（3）规律饮食：按时吃饭，避免暴饮暴食和餐间零食。

3. 运动锻炼

鼓励儿童进行规律的体力活动，每天至少进行60分钟中等强度的运动。

（1）有氧运动：鼓励进行如跑步、游泳、骑车等有氧运动，可提高心肺功能、燃烧脂肪。

（2）力量训练：适当进行力量训练，可增加肌肉力量和代谢率。

（3）家庭参与：鼓励家长和孩子一起运动，增加运动的乐趣，更容易坚持下去。

4. 药物治疗

（1）药物干预：在生活方式干预效果不佳时，可考虑使用药物帮助减肥，如奥利司他等，但需在专业医生指导下使用。

（2）并发症管理：针对肥胖引起的并发症，如高血压、血脂异常、T2DM 等，进行相应的药物治疗和管理。

（五）中医治疗

中医在治疗儿童肥胖症方面有其独特的理论和方法。中医认为肥胖的发生主要与脾虚、痰湿、气滞、湿热等病理因素有关，通过辨证论治，可以有效改善儿童肥胖的症状，提高他们的生活质量。

1. 中医病因病机

（1）脾虚湿盛：儿童由于脾胃虚弱，消化吸收功能不良，导致体内水湿积聚，形成肥胖。脾虚湿盛是儿童肥胖的主要病机。

（2）痰湿内蕴：长期饮食不节，摄入过多的高脂肪、高糖食物，导致体内痰湿内蕴。痰湿阻滞气机，影响水液代谢，形成肥胖。

（3）气滞血瘀：儿童生活不规律，情志不畅，导致气滞血瘀，影响体内代谢，形成肥胖。

（4）胃热湿阻：长期饮食不节，摄入过多油腻和高热量食物，在胃中积热，导致湿热内生，影响脾胃功能，形成肥胖。

2. 辨证分型治疗

根据不同的病因病机，儿童肥胖症可分为以下几种证型，每种证型的治疗方法有所不同。

（1）脾虚湿盛证：症见体胖多痰，面色萎黄，四肢乏力，纳呆便溏，舌淡、苔白腻，脉沉细。治法用健脾益气、化湿消痰。常用方剂有参苓白术散、二陈汤。

（2）痰湿阻滞证：症见体胖多痰，胸闷脘痞，嗜食肥甘，少气懒言，舌淡胖、苔白腻，脉滑。治法用化痰祛湿、行气消滞。常用方剂有导痰汤、平胃散。

（3）气滞血瘀证：症见体胖腹胀，情志抑郁，胸闷善太息，舌紫暗或有瘀斑，脉涩。治法用行气活血、消脂减肥。常用方剂有血府逐瘀汤、柴胡疏肝散。

（4）胃热湿阻证：症见体胖面红，口渴喜饮，便秘尿黄，舌红、苔黄腻，脉滑数。治法用清热利湿、化痰消脂。常用方剂有三仁汤、黄连解毒汤。

3. 针灸疗法

针灸可以调节经络气血，改善脏腑功能，达到减肥的目的。常用穴位如下：脾俞穴，位于背部，第11胸椎棘突下，旁开1.5寸，可健脾化湿；胃俞穴，位于背部，第12胸椎棘突下，旁开1.5寸，可调理胃肠功能；中脘穴，位于上腹部，前正中线上，脐上4寸，可健脾和胃；气海穴，位于下腹部，前正中线上，脐下1.5寸，可调理气血；关元穴，位于下腹部，前正中线上，脐下3寸，可益气养阴；足三里穴，位于小腿外侧，外膝眼下3寸，可健脾益气；三阴交穴，位于小腿内侧，内踝尖上3寸，可调理脾胃，通调水液。实际应用时可根据不同证型配穴，如痰湿阻滞型可加丰隆穴、天枢穴，气滞血瘀型可加血海穴、膈俞穴，胃热湿阻型可加合谷穴、内庭穴等。

4. 推拿按摩

推拿按摩可刺激特定穴位和经络，调理脏腑功能，促进气血运行，达到减肥效果。常用手法有推、揉、按、摩、点、拍等。常用穴位如下：天枢穴，位于腹部，脐中旁开2寸，可调理肠胃；中脘穴，位于上腹部，前正中线上，脐上4寸，可健脾和胃；关元穴，位于下腹部，前正中线上，脐下 3 寸，可补益下焦；足三里穴，位于小腿外侧，外膝眼下 3 寸，可健脾益气；三阴交穴，位于小腿内侧，内踝尖上 3 寸，可调理脾胃。每日一次，每次 20~30 分钟，坚持治疗 1 个月以上，可见明显效果。

第三章　妇科常见疾病

第一节　月经失调

月经失调，又称月经不调或月经不规律，是指女性的月经周期、经量、经期长度或伴随症状出现异常，超出正常生理范围的一种常见妇科疾病。正常月经周期一般为 21~35 天，平均 28 天，经期持续 2~8 天，平均 4~6 天，经量适中，无明显疼痛或其他不适。这些指标中的任何一项或多项出现异常时，即可视为月经失调。月经失调不仅影响女性的生活质量，还可能是某些潜在疾病的早期信号，因此应引起足够的重视。

月经的形成与调节依赖于下丘脑-垂体-卵巢轴的精密调控。下丘脑分泌 GnRH，刺激垂体前叶分泌 FSH 和 LH。FSH 和 LH 作用于卵巢，促进卵泡的发育成熟和排卵。排卵后，卵巢形成黄体，分泌雌激素和孕激素，对子宫内膜产生作用，为受精卵的着床做准备。若未受孕，则黄体萎缩，雌激素和孕激素水平下降，子宫内膜失去激素支持而剥脱出血，形成月经。

月经周期通常分为以下几个阶段：卵泡期、排卵期、黄体期和月经期。卵泡期是卵泡发育成熟的阶段，排卵期是卵子排出的阶段，黄体期是黄体形成并分泌激素的阶段，月经期则是子宫内膜剥脱出血的阶段。这四个阶段紧密相连，共同构成了女性的月经周期。

一、症状

月经失调的症状表现多种多样,包括但不限于以下几种。

(1)月经周期异常:月经周期过长或过短,超过或低于正常范围。

(2)经量异常:经量过多,导致贫血或经期延长;或经量过少,几乎无血排出。

(3)经期异常:经期持续时间过长或过短,不符合正常标准。

(4)痛经:月经期间或前后出现下腹部疼痛、坠胀等症状,严重者可能影响日常生活和工作。

(5)其他症状:如经前期综合征(Premenstrual syndrome,PMS),表现为情绪波动、乳房胀痛、水肿等。

二、病因

(1)内分泌紊乱:下丘脑–垂体–卵巢轴功能失调,导致激素分泌异常。

(2)生殖系统器质性病变:如子宫肌瘤、子宫内膜息肉、子宫腺肌病等。

(3)药物影响:长期使用避孕药、激素类药物等。

(4)生活方式影响:不良的生活方式对月经失调的发生和发展起着重要作用。长期饮食不均衡,缺乏必要的营养素,如铁、钙、维生素等,可能导致贫血和骨质疏松,进而影响月经正常来潮。缺乏运动或过度运动也可能影响内分泌系统的平衡,导致月经失调。此外,熬夜、吸烟、酗酒等不良习惯也会增加患病风险。

(5)心理因素:心理因素在月经失调的发病中占据重要地位。长期的精神压力、焦虑、抑郁等负面情绪会影响下丘脑–垂体–卵巢轴的功能,导致激素分泌异常,进而引发月经失调。此外,一些女性对月经的认知存在偏差,过度担忧、恐惧等也可能加重症状表现。

(6)遗传因素:家族中有月经失调病史者,患病风险增加。

三、疾病关联

月经失调往往与其他疾病存在关联。例如，多囊卵巢综合征（Polycystic ovary syndrome，PCOS）是育龄期女性最常见的内分泌和代谢异常疾病之一，其典型症状包括月经失调、高雄激素血症和卵巢多囊样改变。此外，甲状腺功能异常、糖尿病等代谢性疾病也可能通过影响内分泌系统的平衡而导致月经失调。

四、诊断

月经失调的诊断需要综合考虑患者的病史、症状、体征及辅助检查结果。

（1）详细询问病史：包括月经周期、经量、经期持续天数、伴随症状等。

（2）体格检查：重点检查生殖系统有无器质性病变。

（3）实验室检查：包括血常规、性激素六项【FSH、LH、雌二醇（Estradiol,E_2）、孕酮（Progesterone, P）、睾酮（Testosterone, T）、催乳素（Prolactin，PRL）】、甲状腺功能等。

（4）影像学检查：如 B 超、CT、MRI 等，用于观察子宫、卵巢等生殖器官的形态和结构。

（5）特殊检查：如基础体温测定、子宫内膜活检等，用于进一步明确诊断。

五、治疗

（一）日常调理

调整生活方式，保持饮食均衡、适量运动、充足睡眠等。

（二）药物治疗

1. 激素调节治疗

激素调节治疗是月经失调治疗的核心部分，旨在通过外源性激素的补充或调整，恢复体内激素水平的平衡，从而改善月经症状。

(1)雌激素与孕激素序贯疗法:模拟自然月经周期中激素的变化,在月经周期的前半段给予雌激素,后半段加入孕激素,以促进子宫内膜的周期性脱落和修复。

(2)单一孕激素治疗:对于黄体功能不足的患者,可单独使用孕激素,如黄体酮胶囊或地屈孕酮片,以提高黄体功能,使子宫内膜正常转化并脱落。

(3)促性腺激素释放激素激动剂(GnRH-a):用于调节下丘脑-垂体-卵巢轴的功能,减少卵巢激素的分泌,适用于治疗特定类型的月经失调,如子宫内膜异位症引起的月经异常。

2. 口服避孕药

口服避孕药在月经失调的治疗中应用广泛,特别适用于无生育要求的患者。

(1)调节月经周期:通过抑制排卵,减少卵巢激素的分泌,使子宫内膜保持相对稳定的状态,从而调节月经周期。

(2)减少月经量:口服避孕药可使子宫内膜变薄,减少月经量,适用于月经过多的患者。

(3)缓解疼痛:对于由子宫内膜异位症、子宫腺肌病等引起的痛经,口服避孕药也有一定的缓解作用。

3. 维生素及矿物质补充

维生素及矿物质的缺乏也可能影响月经的正常进行,因此,在月经失调的治疗中,适当补充维生素及矿物质也是必要的。

(1)B 族维生素:有助于缓解经前期综合征,改善情绪波动。

(2)维生素 C:促进铁的吸收和利用,预防贫血。

(3)钙与镁:有助于缓解痛经和肌肉紧张。

4. 促排卵药物治疗

对于排卵障碍性月经失调患者，如多囊卵巢综合征等，促排卵药物治疗是重要手段之一。

（1）克罗米芬：通过竞争性结合下丘脑雌激素受体，阻断雌激素对下丘脑的负反馈作用，促进垂体促性腺激素的分泌，从而诱发排卵。

（2）促性腺激素：如人绒毛膜促性腺激素（HCG）和人绝经期促性腺激素（HMG），可直接作用于卵巢，促进卵泡发育和排卵。

5. 止血与调经药物

对于月经量过多或淋漓不尽的患者，止血药与调经药的应用尤为重要。

（1）止血药：如氨甲环酸、止血敏等，能够抑制纤溶酶的活性，促进血小板聚集，达到止血目的。

（2）调经药：如短效口服避孕药、孕激素等，可调节子宫内膜的生长和脱落，达到调经止血的效果。

6. 心理治疗辅助药物

心理治疗在月经失调的治疗中同样重要，某些精神类药物可作为心理治疗的辅助手段。

（1）抗抑郁药：如舍曲林、氟西汀等，可用于缓解因月经失调引起的焦虑、抑郁等情绪问题。

（2）镇静剂：对于情绪波动较大，已经影响日常生活的患者，可适当使用镇静剂以稳定情绪。

（三）手术治疗

在许多情况下，月经失调可以通过药物治疗或生活方式的调整得到改善。然而，当这些方法无效或者情况特别严重时，手术治疗也可能成为一个选项。

1.子宫内膜消融术

子宫内膜消融术是一种治疗重度月经出血的手术方式。在这个过程中,医生会使用激光、热能或其他手段破坏去除子宫内膜的部分或全部。这样可以显著减少甚至停止月经流血。其不良反应包括短期内的出血或感染风险,长期可能影响生育能力,少数情况下可能需要重复手术。

2.宫腔镜手术

宫腔镜手术通常用于治疗导致月经失调的子宫内部问题,如子宫内膜异位症、子宫内膜息肉或子宫肌瘤。将宫腔镜经由阴道插入宫腔进行手术,切除异常组织或病变。其不良反应可能有手术相关的感染或出血,少数情况下可能损伤周围器官,术后恢复时间根据个体差异而异。

3.子宫切除术

子宫切除术适用于那些由子宫本身病变引起的严重月经失调,如严重的子宫肌瘤或是广泛的子宫内膜异位症。这项手术涉及切除整个子宫,有时候连同卵巢一起切除。其不良反应会导致长期的激素水平变化,手术后可能出现早期更年期症状以及永久性不孕。

选择是否进行手术治疗月经失调,需要综合考虑患者的年龄、生育计划、症状严重程度以及手术风险。在决定手术方案前,通常需要与妇科专家进行详细的咨询,了解所有可行的治疗选项。此外,还需要进行一系列检查,如超声检查、血液检查等,以确定最适合的治疗方案。

(四)心理治疗

鉴于心理因素在月经失调中的重要作用,心理治疗也是不可忽视的一部分。通过认知行为疗法、放松训练、情绪管理等方法,可帮助患者缓解焦虑、抑郁等负面情绪,改善心理状态,从而间接调节内分泌功能,促进月经的恢复。

（五）中医治疗

中医认为月经失调与气血失调、脏腑功能失和密切相关，其治疗遵循中医整体观念和辨证论治的原则，旨在调和气血、平衡阴阳，从而恢复月经周期的正常节律。

中医认为，月经失调的病因复杂多样，主要包括外感六淫、内伤七情、饮食劳倦、房事不节等，导致脏腑功能失调，气血失和，冲任二脉损伤。月经与肝、脾、肾三脏功能密切相关，肝气郁结、脾虚统血无力、肾精不足或肾气不固均可导致月经失调。

1. 辨证分型

中医根据月经失调的具体表现，结合患者的体质、舌象、脉象等，将其分为以下几种证型。

（1）气滞血瘀证：症见月经量少、色暗有块，伴乳房胀痛、小腹胀痛。

（2）气血两虚证：症见月经量少、色淡质稀，伴头晕心悸、面色苍白。

（3）血热妄行证：症见月经量多、色鲜红或深红，伴心烦口渴、尿黄便干。

（4）寒凝血瘀证：症见月经后期、量少、色暗有块，伴小腹冷痛、得热痛减。

（5）肾虚证：症见月经先后无定期，伴腰膝酸软、头晕耳鸣。

2. 中药治疗

根据辨证分型，选择相应的中药方剂进行治疗。气滞血瘀证可选用血府逐瘀汤活血化瘀；气血两虚证可用八珍汤或归脾汤益气养血；血热妄行证可服保阴煎或清经散滋阴清热、凉血止血；寒凝血瘀证宜用温经汤温经散寒、活血化瘀；肾虚证则需根据肾阴虚或肾阳虚的不同，分别选用六味地黄丸或右归丸等滋补肾精或温补肾阳。具体使用时可根据患者体质等不同进行加减调整。

3. 针灸疗法

针灸疗法可通过刺激经络腧穴，调节脏腑功能，达到治疗月经失调的目的。常用穴位有关元穴、气海穴、三阴交穴、血海穴等，根据证型的不同，可采用不同的针刺手法和配穴方案。

4. 推拿按摩

推拿按摩通过手法作用于体表经络穴位，可疏通经络、调和气血，对月经失调有一定的辅助治疗作用。常选取腹部、腰部及下肢的穴位进行推拿，可温经散寒、活血化瘀或益气养血。

5. 中药外治法

中药外治法包括中药熏蒸、中药贴敷、中药坐浴等，使药物直接作用于体表或特定部位，达到温经通络、活血化瘀、调理气血的目的。适用于因宫寒、血瘀等引起的月经失调。

六、特殊群体

（一）青春期女性

青春期是女性月经初潮和月经周期建立的关键时期。对于青春期女性来说，月经失调可能表现为月经周期不规律、经量不稳定等。家长应给予足够的关注和支持，帮助她们正确认识和对待月经现象，建立良好的生活习惯和心态。

（二）更年期女性

更年期是女性卵巢功能逐渐衰退、月经周期逐渐缩短并最终停止的时期。更年期女性容易出现月经失调、潮热、盗汗、情绪波动等症状。在这一阶段，女性应更加关注自己的身体健康和心理状态，及时就医并接受专业治疗和管理。

第二节　阴道炎

阴道炎是一种常见的妇科疾病，它指的是阴道黏膜及黏膜下结缔组织的炎症。这种炎症可以由多种原因引起，包括但不限于感染性因素（如细菌、真菌、滴虫等病原体感染）和非感染性因素（如过敏、激素变化等）。阴道炎不仅影响女性的日常生活质量，还可能引发一系列并发症，因此需要及时且有效地进行治疗。常见类型包括滴虫性阴道炎、外阴阴道假丝酵母菌病（也称霉菌性阴道炎）、细菌性阴道病、萎缩性阴道炎、婴幼儿阴道炎等。

一、病因

不同类型的阴道炎病因各异。

（1）细菌性阴道病：阴道内正常菌群失调导致的内源性混合感染，可能与频繁性交、多个性伴侣、阴道灌洗使阴道环境碱性化有关。

（2）外阴阴道假丝酵母菌病：由假丝酵母菌（也叫念珠菌）引起。健康女性的阴道中也存在假丝酵母菌，当人体免疫功能下降时，假丝酵母菌会侵袭人体造成感染。

（3）滴虫性阴道炎：病原体为阴道毛滴虫，主要经性交传播。男性在感染滴虫后常无明显症状，但可以传染给女性。

（4）萎缩性阴道炎：绝经或卵巢切除后的女性由于雌激素水平降低，导致阴道局部抵抗力减弱，容易受到外界病原体的侵袭。

（5）婴幼儿阴道炎：常见于 2~9 岁女孩，主要由于婴幼儿外阴发育差、雌激素水平低、阴道壁薄抵抗力差，以及因好奇在阴道内放入异物等造成继发感染。

（6）过敏性阴道炎：因阴道喷剂、洗液、药皂等刺激外阴和阴道组织引起的过敏性炎症反应。

二、症状

阴道炎的主要症状包括阴道分泌物异常、阴道瘙痒或灼热感等。不同类型的阴道炎其分泌物特点、性质及瘙痒轻重不同。

（1）外阴阴道假丝酵母菌病：阴道分泌物增多且为白色，质地稠厚，呈凝乳状或豆腐渣样。

（2）滴虫性阴道炎：阴道分泌物增多且呈稀薄脓性、泡沫状，有异味，呈灰黄色、黄白色。

（3）细菌性阴道病：阴道分泌物增多且带有鱼腥臭味，呈稀薄样。

（4）萎缩性阴道炎：阴道分泌物稀薄，呈淡黄色。有严重感染时，阴道分泌物呈脓血性。

（5）婴幼儿阴道炎：阴道分泌物增多且呈脓性。

三、检查与诊断

阴道炎作为女性生殖系统常见的炎症性疾病，准确的检查与诊断对于制订有效的治疗方案至关重要。

（一）妇科检查

妇科检查是阴道炎初步诊断的基础步骤。医生会通过视诊观察外阴有无红肿、溃疡、赘生物或异常分泌物等；同时，利用双合诊或三合诊检查阴道黏膜的充血、水肿情况，以及有无触痛、结节或肿块等。此外，还会评估宫颈的大小、形态、质地及有无接触性出血，以排除其他可能的妇科疾病。

（二）分泌物检查

医生会使用无菌棉签或吸管从阴道后穹窿或宫颈口处采集分泌物样本，然后送至实验室进行检查。通过观察分泌物的颜色、性状(如是否呈脓性、豆腐渣样、泡沫状等)及气味(如有无鱼腥味、恶臭味等),可以对阴道炎的类型进行初步判断。

(三)白带常规检查

白带常规检查是评估阴道清洁度及是否存在病原体感染的重要方法。该检查通过显微镜观察白带中的上皮细胞、乳酸杆菌、白细胞及病原微生物(如霉菌、滴虫等)的数量和形态,来判断阴道的清洁度及是否存在感染。清洁度分为四个等级,其中Ⅰ~Ⅱ度为正常,Ⅲ~Ⅳ度则提示存在炎症。

(四)病原学检查

病原学检查是确定导致阴道炎具体病原体类型的关键步骤。该检查包括细菌培养、真菌培养、病毒检测及寄生虫检查等。通过特定的培养基和培养条件,可以分离并鉴定出引起阴道炎的病原体,如滴虫、假丝酵母菌等致病菌。此外,对于特殊类型的阴道炎(如支原体、衣原体感染),还需进行专门的核酸检测或血清学检查。

(五)胺试验与药敏试验

胺试验主要用于细菌性阴道病的诊断。在该试验中,医生会将少量阴道分泌物与氢氧化钾溶液混合后闻其气味,若产生烂鱼肉样腥臭气味,则提示存在细菌性阴道病。药敏试验则是在确定病原体后,通过体外试验检测病原体对不同抗菌药物的敏感性,以指导临床合理用药,避免耐药菌株的产生。

(六)电子阴道镜检查

电子阴道镜检查是一种先进的阴道检查技术,通过高倍放大的电子图像显示阴道和宫颈的细微病变。该检查不仅可以直观观察阴道黏膜的充血、水肿、糜烂等病变情况，还可以对可疑部位进行定位活检，以提高诊断的准确性和可靠性。此外，电子阴道镜还具有图像保存和回放功能，便于医生对病情进行回顾和分析。

四、治疗

（一）药物治疗

阴道炎主要依靠药物治疗，具体方法包括局部用药和全身用药。针对不同类型的阴道炎，治疗原则和用药方法有所不同。

（1）细菌性阴道病：一般选用抗厌氧菌药物，如甲硝唑或克林霉素等。

（2）外阴阴道假丝酵母菌病：外用抗真菌乳膏或栓剂治疗，如咪康唑、克霉唑等。

（3）滴虫性阴道炎：主要通过口服甲硝唑或替硝唑治疗。

（4）萎缩性阴道炎：补充雌激素以增加阴道抵抗力，同时局部应用抗菌药如诺氟沙星等。

（5）过敏性阴道炎：最主要的是去除过敏原，避免过度清洗。

（二）中医治疗

1．病因病机

阴道炎多属于中医“带下病”范畴，其发病主要与湿邪关系密切，湿邪又有内湿、外湿之分。外湿多因经期、产后胞脉空虚，摄生不慎，洗浴用具不洁，或久居阴湿之地，湿邪乘虚而入，蕴而化热，湿热下注，损伤任带二脉，致带下量多、色质气味异常；内湿则源于脾虚运化失常，水湿内生，蕴而化热，流注下焦；或因肾阳不足，命门火衰，水湿不化，寒湿内盛，同样可影响任带，引发带下病，出现阴道瘙痒、分泌物增多等症状。同时,情志不畅、肝郁化火,也能克伐脾土,助湿生热,促使病情发展。

2. 辨证论治

(1)湿热下注型:症见带下量多,色黄或呈脓性,质黏稠,有臭气,或带下色白质黏,呈豆腐渣样,外阴瘙痒,口苦咽干,小便短赤,舌红、苔黄腻,脉滑数。治法为清热利湿、杀虫止痒。常用方剂为止带方加减。若霉菌性阴道炎表现明显,可加苦参、蛇床子增强杀虫止痒之力。

(2)湿毒蕴结证:症见带下量多,黄绿如脓,或赤白相兼,或五色杂下,质黏腻,臭秽难闻,小腹疼痛,腰骶酸痛,口苦咽干,小便短赤,舌红、苔黄腻,脉滑数。治法为清热解毒、利湿杀虫。常用方剂为五味消毒饮合易黄汤加减。

(3)脾虚湿盛证:症见带下量多,色白或淡黄,质稀薄,无臭气,绵绵不断,神疲乏力,四肢倦怠,食少便溏,面色萎黄,舌淡胖、苔白腻,脉细缓。治法为健脾益气、升阳除湿。常用方剂为完带汤加减。

(4)肝肾阴虚证:症见带下量少,色黄或赤白相兼,质稠,有气味,阴部干涩、灼热瘙痒,腰膝酸软,头晕耳鸣,咽干口燥,或五心烦热,舌红少苔,脉细数。治法为滋肾降火、调补肝肾。常用方剂为知柏地黄丸加减。

3. 中药外用

用黄柏、苦参、蛇床子等具有清热燥湿、解毒杀虫功效的中药煎水,待水温合适后坐浴,可减轻瘙痒、灼热感,促进炎症消退。市场上一些含有中药成分的栓剂(如保妇康栓)与凝胶(如苦参凝胶),有清热解毒、祛腐生肌的效果,能在一定程度上修复受损的阴道黏膜,辅助改善阴道炎症状。

4. 针灸治疗

针灸可通过调节经络气血、利湿来治疗阴道炎。常用穴位有：带脉穴，位于侧腹部，第 11 肋骨游离端垂线与脐水平线的交点上，左右各一，可调节带脉经气，通利下焦气血；中极穴，位于下腹部，前正中线上，当脐中下 4 寸，可调理任脉气血，清利下焦湿热；三阴交穴，位于小腿内侧，内踝尖上 3 寸，可健脾利湿，调补肝肾；阴陵泉穴，位于小腿内侧，胫骨内侧髁下缘与胫骨内侧缘之间的凹陷中，可运化水湿，祛下焦湿邪；蠡沟穴，位于小腿内侧，内踝尖上 5 寸，胫骨内侧面的中央，可疏肝理气，清热利湿。

五、预防

为了预防阴道炎的发生和复发，女性在日常生活中应注意以下几点：保持外阴清洁干燥，避免过度清洗和使用刺激性清洁产品；避免不洁性交，减少性伴侣数量；勤换内裤，避免穿着潮湿或紧身衣裤；增强体质，提高免疫力，避免长期使用抗生素和糖皮质激素等药物；定期进行妇科检查，及时发现和治疗阴道炎等妇科疾病。

第三节　子宫肌瘤

子宫肌瘤，又称为子宫平滑肌瘤，是女性生殖器官中最常见的一种良性肿瘤，由子宫平滑肌细胞增生而成，其间有少量纤维结缔组织作为一种支持组织而存在。它可单独发生，也可多处发生，根据生长部位的不同，可分为肌壁间肌瘤、浆膜下肌瘤、黏膜下肌瘤。子宫肌瘤的确切病因至今尚未完全明确，但其发病率在育龄期女性中相对较高，且随着年龄的增长而逐渐升高，绝经后则可能停止生长或萎缩。

一、病因

（1）遗传因素：家族中有子宫肌瘤病史的女性，其患病风险相对较高。遗传学研究显示，某些基因突变可能与子宫肌瘤的发生有关。

（2）激素水平：雌激素和孕激素是促进子宫肌瘤生长的主要激素。高水平的雌激素可能刺激子宫平滑肌细胞过度增殖，从而形成肌瘤。因此，子宫肌瘤在育龄期女性中更为常见，且妊娠期由于激素水平变化，肌瘤可能会增大。

（3）细胞因子与生长因子：近年来的研究表明，某些细胞因子和生长因子（如胰岛素样生长因子、血管内皮生长因子等）在子宫肌瘤的发生和发展过程中也起着重要作用。它们能够调节细胞增殖、分化和凋亡，从而影响肌瘤的生长。

（4）其他因素：如肥胖、不良生活习惯（如长期熬夜、缺乏运动）、环境因素（如接触有害物质）等，也可能增加子宫肌瘤的发病风险。

二、症状

（1）月经失调：这是子宫肌瘤最常见的症状之一。患者可能出现月经量增多、经期延长、周期缩短等月经紊乱现象。长期月经过多还可导致贫血。

（2）腹部包块：当子宫肌瘤较大时，可在腹部触及包块。包块一般质地较硬，可活动，无压痛。

（3）白带增多：子宫肌瘤患者可能伴有白带增多，呈脓血样或水样白带。

（4）压迫症状：肌瘤向前或向后生长可压迫膀胱、尿道或直肠，引起尿频、排尿困难、尿潴留或便秘等症状。

（5）疼痛：一般情况下，子宫肌瘤不引起疼痛。但当肌瘤发生蒂扭转、红色变性或合并妊娠时，可引起剧烈腹痛。

(6)不孕与流产：子宫肌瘤可能影响受精卵着床和发育，从而导致不孕或增加流产的风险。

三、诊断

(1)妇科检查：通过双合诊或三合诊检查，可触及子宫增大，表面有不规则结节状突起，质地较硬。

(2)超声检查：B超是诊断子宫肌瘤最常用的方法。它能清晰地显示肌瘤的位置、大小、数量及与周围组织的关系。

(3)MRI检查：需要更详细地了解肌瘤内部结构或与其他肿瘤鉴别诊断时，可选择MRI检查。

(4)宫腔镜检查：对于黏膜下肌瘤或需要取活检明确诊断时，可进行宫腔镜检查。

(5)实验室检查：血常规检查可评估患者是否存在贫血；肿瘤标志物检查如CA125等，虽不特异，但可作为鉴别诊断的参考。

四、治疗

(一)观察随访

对于无症状的小肌瘤或接近绝经期的患者，可考虑暂时观察，定期随访，无须立即治疗。

(二)药物治疗

药物治疗子宫肌瘤的方法多种多样，选择合适的治疗方案需要根据患者的具体情况、肌瘤的大小和位置、症状的严重程度以及患者的生育计划来决定。在选择治疗方案时，患者应与医生充分沟通，了解每种药物的效果和可能的不良反应，以做出最佳决策。

1. 激素治疗

（1）雌激素与孕激素拮抗剂：子宫肌瘤的生长受雌激素和孕激素的影响，因此控制这些激素的水平可以帮助减少肌瘤的大小和症状。

常见药物包括：①口服避孕药，可通过调节体内激素水平，抑制子宫内膜的生长，从而控制子宫肌瘤的增大。②孕激素受体拮抗剂，例如米非司酮（Mifepristone），可以通过阻断体内孕激素的作用有效地缩小子宫肌瘤并减少出血。

（2）GnRH 激动剂：这类药物通过抑制垂体释放促性腺激素，从而减少卵巢雌激素的产生，导致子宫肌瘤缩小。常见 GnRH 激动剂有亮丙瑞林（Leuprorelin）和戈舍瑞林（Goserelin）。GnRH 激动剂的不良反应症状类似于更年期症状，如潮热、阴道干涩等，因此通常不建议长期使用。

2. NSAIDs

虽然 NSAIDs 不能减少子宫肌瘤的大小，但它们可以缓解由于肌瘤引起的疼痛和不适。常见 NSAIDs 包括布洛芬和萘普生。

3. 选择性雌激素受体调节剂（SERMs）

例如他莫昔芬（Tamoxifen），可以在某些情况下帮助减小子宫肌瘤。

4. 芳香化酶抑制剂

例如来曲唑（Letrozole），可以通过减少体内雌激素水平来抑制子宫肌瘤的生长。

5. 抗子宫内膜生长因子药物

这些药物可以通过抑制子宫内膜生长因子，减少子宫肌瘤的生长。例如醋酸乌利司他(Ulipristal acetate),是一种选择性孕激素受体调节剂,可用于治疗中度到重度的子宫肌瘤症状。

(三)手术治疗

子宫肌瘤的手术治疗是针对肌瘤较大、症状明显或药物治疗无效的患者的重要治疗方式。

1.子宫肌瘤切除术

子宫肌瘤切除术是将子宫肌瘤从子宫壁上切除,同时保留子宫的手术。这种手术特别适用于希望保留生育功能的女性。根据肌瘤的位置和大小,子宫肌瘤切除术可以通过以下几种方式进行。

(1)腹腔镜子宫肌瘤切除术:通过腹部小切口插入腹腔镜和手术器械进行手术,创伤小,恢复快。

(2)宫腔镜子宫肌瘤切除术:通过宫腔镜进入子宫内进行手术,适用于子宫腔内的黏膜下肌瘤。

(3)开腹子宫肌瘤切除术:通过腹部较大的切口进行手术,适用于较大或数量较多的肌瘤。

2.子宫切除术

子宫切除术是将整个子宫切除的手术,适用于症状严重且不再希望保留生育功能的女性。根据切除范围的不同,子宫切除术分为以下几种。

(1)子宫全切术:切除整个子宫,包括子宫颈。

(2)子宫次全切术:只切除子宫体,保留子宫颈。

(3)根治性子宫切除术:除了切除子宫和子宫颈外,还包括部分周围组织和淋巴结,通常用于恶性肿瘤的治疗。

3. 子宫内膜切除术

子宫内膜切除术是一种破坏或去除子宫内膜的微创手术，主要用于控制子宫肌瘤引起的异常出血。该手术不适合计划怀孕的女性，因为子宫内膜被破坏后难以怀孕。

4. 子宫动脉栓塞术（UAE）

子宫动脉栓塞术是一种通过阻断子宫肌瘤的血液供应，使其萎缩并减少症状的微创手术。子宫动脉栓塞术通常通过插入导管到股动脉，然后注入栓塞材料来阻塞供血的子宫动脉。

5. 聚焦超声消融术（FUS）

FUS 是一种非侵入性治疗，通过高强度聚焦超声波产生热能，破坏子宫肌瘤组织。这种方法适用于一些特定类型和位置的肌瘤。

6. 磁共振引导超声手术（MRgFUS）

MRgFUS 结合了磁共振成像和高强度聚焦超声波，通过实时成像精确定位和超声消融术治疗子宫肌瘤。

7. 术后护理

（1）充分休息：避免剧烈活动和重体力劳动。

（2）定期复查：确保手术效果，监测术后恢复情况。

（3）饮食调理：保持均衡饮食，促进身体恢复。

（4）遵医嘱服药：按时服用医生开具的药物，预防感染、缓解疼痛。

（四）中医治疗

中医以其独特的理论体系和丰富的治疗手段，在子宫肌瘤的治疗中发挥着重要作用。中医治疗子宫肌瘤不仅注重症状的缓解，更强调整体调理和改善病因病机，以达到标本兼治的目的。

1. 病因病机

中医认为，子宫肌瘤的形成与多种因素有关，比如气滞血瘀、痰湿凝聚、脏腑功能失调等。气滞则血瘀，血行不畅，久之则形成瘀块；痰湿内生，阻滞经络，亦可聚而成瘤；同时，肝、脾、肾等脏腑功能失调，导致气血运行不畅，也是子宫肌瘤发病的重要原因。

2. 辨证论治

中医根据子宫肌瘤患者的临床表现、舌象、脉象等，将其分为不同的证型，常见的有气滞血瘀证、痰湿瘀阻证、寒凝血瘀证、气虚血瘀证等。不同证型的子宫肌瘤患者，其治疗原则和用药方案也有所不同。

（1）气滞血瘀证：症见下腹部包块，质硬推之不移，经行不畅，或量多色暗有血块，伴乳房胀痛，情志抑郁，舌紫暗或有瘀点，脉弦涩。治法为行气活血、化瘀消癥。常用方剂为膈下逐瘀汤加减。

（2）痰湿瘀阻证：症见下腹包块，按之柔软，形体肥胖，带下量多，色白质黏，胸闷纳呆，舌淡胖、苔白腻，脉滑。治法为化痰除湿、活血消癥。常用方剂为苍附导痰丸加减。

（3）寒凝血瘀证：症见下腹包块，得温痛减，经行量少色暗，畏寒肢冷，舌淡、苔白，脉沉迟。治法为温经散寒、活血消癥。常用方剂为少腹逐瘀汤加减。

（4）气虚血瘀证：症见下腹包块，神疲乏力，少气懒言，经行量多色淡质稀，舌淡、苔薄白，脉细弱。治法为补气活血、化瘀消癥。常用方剂为补阳还五汤加减。

3. 针灸治疗

针灸在子宫肌瘤的治疗中有着独特的优势。针灸可刺激人体经络和穴位，调节气血运行，达到活血化瘀、消癥散结的目的。常用穴位有：关元穴，位于脐下

3 寸，具有培元固本、补益下焦的功效；气海穴，位于脐下 1.5 寸，有补气调血、温阳益肾的作用；三阴交穴，位于内踝尖上 3 寸，胫骨内侧缘后方，是肝、脾、肾三经的交会穴，具有调和气血、通经活络的功能；血海穴，位于髌骨内上缘上 2 寸，股四头肌内侧头的隆起处，是活血化瘀的常用穴。针刺多采用平补平泻法，以得气为度；艾灸则可用温针灸或隔物灸等方法，以增强温通血脉的效果。针灸治疗子宫肌瘤需根据患者体质和病情调整治疗频次和疗程。

4. 中药外敷与穴位敷贴

（1）中药外敷：是将具有活血化瘀、软坚散结作用的中药制成药膏或药散，直接敷于下腹部包块处，通过皮肤吸收，达到促进局部血液循环、消散子宫肌瘤的目的。常用外敷中药包括丹参、赤芍、三棱、莪术、夏枯草等，这些中药都具有活血化瘀和消散肿块的作用。

（2）穴位敷贴：是将中药粉末或药膏贴敷在特定的穴位上，通过经络的传导作用，达到治疗疾病的效果。对于子宫肌瘤患者，常用敷贴穴位包括气海穴、关元穴、中极穴、三阴交穴等。敷贴的药物可根据患者的具体证型进行选择，如气滞血瘀证可选用桃仁、红花等活血化瘀药，痰湿瘀阻证可选用半夏、陈皮等化痰除湿药。

5. 中成药治疗

中成药是将中药按照一定的配伍原则和制作工艺制成方便服用的剂型，如丸剂、片剂、胶囊等，因其服用方便、疗效稳定，适合需长期服药的患者。常用的治疗子宫肌瘤的中成药包括桂枝茯苓丸、逍遥丸、大黄䗪虫丸等，这些药物适用于不同证型的子宫肌瘤患者。中成药的使用应在中医师的指导下进行，根据患者的具体病情和体质进行选择和调整。

6. 日常调养

中医强调整体观念和辨证论治，因此在治疗子宫肌瘤时，常采用综合治疗和调养的方法。除了上述的中药内服、针灸等治疗方法外，中医还注重患者日常的调养，包括饮食调养、情志调节和适度运动。

（1）饮食调养：子宫肌瘤患者应避免食用辛辣、生冷、油腻等刺激性食物，多食用富含膳食纤维和维生素的食物，如蔬菜、水果、粗粮等。同时，可根据患者的体质和病情选择具有活血化瘀、散结消肿功效的食物，如山楂、木耳、海带等。

（2）情志调节：情志不畅是子宫肌瘤发病的重要因素之一。因此，患者应保持良好的心态，避免情绪波动和压力过大。可通过阅读、音乐、冥想等方式进行情志调节，以缓解焦虑、抑郁等不良情绪。

（3）适度运动：适度的运动可以促进血液循环和新陈代谢，有助于缩小子宫肌瘤。患者可根据自身体质和兴趣爱好选择适合的运动方式，如散步、慢跑、练瑜伽等。但需注意避免剧烈运动和过度劳累。

7. 临床案例分析

临床案例：张女士，40 岁，因月经量多、下腹包块就诊。经 B 超检查确诊为子宫肌瘤。中医辨证为气滞血瘀证。给予膈下逐瘀汤加减内服，并配合针灸治疗。经过 3 个月的治疗，患者月经量明显减少，下腹包块有所缩小。继续巩固治疗 2 个月，复查 B 超显示子宫肌瘤基本消失。

疗效分析：该案例表明，中医治疗子宫肌瘤具有不错的疗效。通过中药内服和针灸治疗的综合作用，能够有效改善患者的临床症状和体征，促进子宫肌瘤的消散。同时，中医的整体观念和辨证论治原则也为患者的个性化治疗提供了有力保障。但需注意，每个患者的病情和体质都有所不同，因此治疗效果也会有所差异。在实际治疗中，应根据患者的具体情况制订个性化方案。

第四节　卵巢囊肿

卵巢囊肿是女性生殖系统中较为常见的一种疾病，它指的是卵巢内部或表面形成的囊状结构，内含液体或固态物质。卵巢囊肿可发生于任何年龄段的女性，但多见于育龄期女性，其种类繁多，性质各异，有单一型、混合型，有良性与恶性之分，会对女性的生殖健康和生活质量产生不同程度的影响。

一、分类与病因

（一）分类

卵巢囊肿根据其性质可分为生理性囊肿和病理性囊肿两大类。

（1）生理性囊肿：通常与月经周期有关，如卵泡囊肿、黄体囊肿等，一般无须特殊治疗，可自行消失。

（2）病理性囊肿：包括皮样囊肿（又称成熟畸胎瘤）、囊腺瘤（有浆液性和黏液性两种）、子宫内膜异位囊肿（又称巧克力囊肿）等，这些囊肿可能持续存在或逐渐增大，甚至发生恶变，需根据具体情况采取相应的治疗措施。

（二）病因

卵巢囊肿的确切病因尚未完全阐明，但可能与以下因素有关。

（1）遗传因素：部分卵巢囊肿具有明显的家族聚集性，提示遗传因素在发病中起一定作用。

（2）内分泌因素：卵巢是女性内分泌系统的重要组成部分，激素水平的变化可能影响卵巢的正常结构和功能，从而诱发囊肿。

（3）生活方式：长期饮食不均衡、缺乏运动、精神压力大等不良生活方式可能增加卵巢囊肿的发病风险。

(4)环境因素：环境中的某些污染物、化学物质等可能对卵巢造成损害，使其发生病变。

二、症状

卵巢囊肿的症状因囊肿的性质、大小、位置及是否发生并发症而异。轻者可无明显症状，仅在体检时偶然发现；重者可出现下腹部不适、坠胀感、疼痛、月经异常、不孕等症状。当囊肿发生扭转、破裂或感染时，可引起急性腹痛、恶心、呕吐、发热等严重症状，甚至危及生命。

三、诊断

(一)影像学检查

(1)B超检查：是诊断卵巢囊肿的首选方法，具有无创、便捷、价格低廉等优点。通过B超可以观察囊肿的大小、形态、边界、回声特征等，初步判断其性质。

(2)CT/MRI：对于复杂或疑难病例，可进一步行CT或MRI检查，以提供更详尽的解剖结构和病变信息。

(二)实验室检查

(1)肿瘤标志物检测：如CA125、AFP等肿瘤标志物的检测有助于判断卵巢囊肿的良恶性。但需注意，部分良性囊肿也可出现肿瘤标志物轻度升高。

(2)激素水平测定：通过测定血清激素水平，可以了解患者的内分泌状态，为诊断提供辅助信息。

(三)其他检查

(1)腹腔镜检查：为有创性检查方法，可直接观察卵巢表面及内部情况，并可行活检以明确诊断。但因其操作复杂、费用较高且存在一定风险，故一般不作为常规诊断手段。

(2)穿刺活检:对于可疑的卵巢囊肿,可通过穿刺活检获取囊液或组织样本进行病理检查以明确诊断。但需注意避免囊肿破裂或感染等并发症的发生。

四、治疗

(一)观察随访

对于直径小于5cm、无明显症状且考虑为生理性的卵巢囊肿,可暂时不予处理,定期复查B超观察其变化情况即可。

(二)药物治疗

1. 常用药物

(1)激素类药物:① GnRH-a 如亮丙瑞林、戈舍瑞林等,通过抑制垂体促性腺激素的分泌,降低雌激素水平,从而抑制卵巢囊肿的生长。适用于功能性囊肿及部分需要缩小囊肿体积以便手术的患者。②孕激素如地屈孕酮、黄体酮等,通过负反馈机制抑制卵巢排卵,减少雌激素产生,同时增加孕激素水平,促进子宫内膜向分泌期转化,减少出血和疼痛。适用于黄体囊肿等类型。

(2)抗炎药物:① NSAIDs 如布洛芬、吲哚美辛等,通过抑制环氧化酶活性,减少前列腺素等炎症介质的合成,达到抗炎镇痛的效果。适用于伴有炎症反应的卵巢囊肿。②糖皮质激素如泼尼松、地塞米松等,具有强大的抗炎和免疫抑制作用,但不良反应较大,需严格掌握适应证和用药剂量。

2. 治疗方案

(1)功能性囊肿:对于功能性囊肿,如黄体囊肿、卵泡囊肿等,多可自然消退,无须特殊治疗。若囊肿较大或伴有明显症状,可采用 GnRH-a 等药物治疗,以缩小囊肿体积、缓解症状。

（2）炎性囊肿：炎性囊肿多由感染引起，治疗时应首先明确病原体，选用相应的抗生素进行治疗。同时，可辅以NSAIDs等抗炎药物，以减轻炎症反应和疼痛。

（3）病理性囊肿：对于病理性囊肿，药物治疗多作为辅助治疗手段，旨在缓解症状、控制病情进展。具体方案需根据囊肿类型、大小及患者情况制订。例如，对于上皮性囊肿，可尝试使用孕激素等药物进行治疗；对于生殖细胞肿瘤等恶性肿瘤，药物治疗需结合化疗、放疗等综合治疗手段。

3. 不良反应与应对

（1）激素类药物不良反应：① GnRH-a常见不良反应包括潮热、阴道干燥、骨质疏松等，可通过补充雌激素、钙剂及维生素D等方式进行缓解。②孕激素长期应用可能导致水钠潴留、体重增加等不良反应，需注意监测体重变化及调整饮食。

（2）抗炎药物不良反应：① NSAIDs的常见不良反应包括胃肠道不适（如胃痛、恶心、呕吐、腹泻或便秘）、消化道溃疡甚至出血、肝肾功能损害等。长期或大量使用NSAIDs的患者应定期检测肝肾功能，并尽量选择餐后服用以减少胃肠道刺激。同时，可考虑使用胃黏膜保护剂或质子泵抑制剂来预防或减轻胃肠道不良反应。②糖皮质激素在卵巢囊肿治疗中不常用，但其潜在的不良反应不容忽视，包括水钠潴留、高血压、糖尿病、骨质疏松、免疫功能抑制等。使用时需严格控制剂量和疗程，避免长期大量使用，必要时可联合使用其他药物以减轻不良反应。

4. 治疗效果评估

药物治疗效果评估是调整治疗方案、判断预后的重要依据。评估内容主要包括以下几个方面。

（1）囊肿大小变化：通过定期B超检查，监测囊肿的大小变化，判断药物治疗是否有效。一般来说，囊肿体积缩小或消失可视为治疗有效。

（2）症状改善情况：观察患者治疗前后的症状变化，如腹痛、月经不调、不孕等症状是否有所缓解或消失。

（3）生化指标变化：对于部分伴有生化指标异常的卵巢囊肿患者（如肿瘤标志物升高），需定期检测相关指标以评估治疗效果。

（4）不良反应监测：密切关注患者治疗期间的不良反应发生情况，及时调整治疗方案。

（三）手术治疗

部分卵巢囊肿可通过非手术手段达到治疗效果，但对于直径较大、持续存在、有恶变倾向或引起明显症状的囊肿，手术治疗往往是首选。

1. 术前准备

（1）病史采集与体格检查：术前需详细询问患者的病史，包括月经史、生育史、既往手术史及药物过敏史等，同时进行全面体格检查，重点评估腹部压痛、肿块位置及大小等。

（2）辅助检查：主要包括影像学检查、实验室检查以及心肺功能等相关检查。①影像学检查。B 超、CT 或 MRI 等影像学检查是术前评估卵巢囊肿性质、大小、位置及与周围组织关系的重要手段。②实验室检查。血常规、尿常规、凝血功能、肝肾功能、电解质及肿瘤标志物（如 CA125、HE4 等）检查可以评估患者身体状况及初步排除恶性可能。③心肺功能检查。心电图、胸片等，可以了解患者的心肺功能，为手术安全提供保障。

（3）心理准备：手术可能会给患者带来一定的心理压力。术前应与患者充分沟通，解释手术目的、过程、风险及预后，缓解其紧张焦虑情绪，增强其治疗信心。

（4）术前准备：①术区皮肤清洁，去除毛发，减少术后感染风险。②对于涉及肠道的手术，需进行肠道准备，如口服泻药或灌肠，以排空肠道内容物。③其他准备，包括禁食禁水、留置导尿管、术前用药（如抗生素预防感染、镇静剂等）等。

2. 手术类型选择

卵巢囊肿的手术治疗方式多样，主要包括开腹手术和腹腔镜手术两大类。具体选择何种手术方式，需根据患者年龄，生育要求，囊肿性质、大小、位置，以及医院条件等因素综合考虑。

（1）开腹手术：是传统的手术方式，适用于囊肿巨大、与周围组织粘连严重、怀疑恶变或需要同时处理其他腹部疾病的患者。该手术方式视野开阔，操作空间大，但创伤大、恢复慢、并发症多。

（2）腹腔镜手术：是微创手术的一种，具有创伤小、恢复快、并发症少等优点，已成为卵巢囊肿手术治疗的首选方式。通过腹壁小切口插入腹腔镜及操作器械，在直视下进行囊肿剥除或切除术。该手术方式适用于年轻、有生育要求的患者。

3. 手术过程

（1）麻醉与体位：患者通常采用全身麻醉，取仰卧位或截石位，根据手术需要调整。

（2）手术切口：开腹手术需根据囊肿大小及位置选择合适的手术切口；腹腔镜手术则需在腹壁做数个 0.5~1.5cm 的小切口作为操作通道。

（3）探查与暴露：进入腹腔后，首先探查囊肿的位置、大小、形态及与周围组织的关系，确定手术方案。对于腹腔镜手术，需使用腹腔镜镜头及操作器械进行探查和暴露。

（4）囊肿处理：根据不同情况采取适宜的处理方式。①囊肿剥除术，适用于良性囊肿。在囊肿表面切开一小口，钝性分离囊肿壁与卵巢皮质之间的间隙，完整剥除囊肿。②对于年龄较大、无生育要求或囊肿疑似恶变的患者，可行卵巢切除术。③对于某些特殊类型的囊肿（如单纯浆液性囊肿），可考虑行囊肿穿刺引流术，但需注意复发风险。

（5）止血与缝合：剥离囊肿后，仔细检查出血点并妥善止血。对于腹腔镜手术，可使用电凝、超声刀等工具进行止血。然后缝合或电凝关闭卵巢切口及腹壁切口。

4.术后护理与康复

（1）生命体征监测：术后需密切监测患者的生命体征，包括体温、脉搏、呼吸、血压等，及时发现并处理异常情况。

（2）切口护理：保持切口清洁干燥，定期更换敷料，预防感染。对于腹腔镜手术切口，因其小且隐蔽，护理相对简单。

（3）疼痛管理：根据患者的疼痛程度给予适当的镇痛治疗，如口服止痛药、使用静脉镇痛泵等。

（4）饮食与活动：术后早期以流质或半流质饮食为主，逐渐过渡到普通饮食。鼓励患者早期下床活动，以促进肠蠕动，预防肠粘连和下肢深静脉血栓形成。

（5）并发症预防与观察：术后需对患者的康复情况进行观察，预防并处理并发症。①感染。密切观察患者的体温变化，注意切口有无红肿、渗液等感染迹象，必要时加强抗感染治疗。②出血。术中止血不彻底、术后凝血功能障碍等会导致出血。应注意观察阴道流血量及颜色，以及腹部有无压痛、反跳痛等内出血征象，发现异常立即报告医生。③器官损伤，如膀胱、肠道等邻近器官的损伤。④麻醉意外。与麻醉药物使用相关的风险，如过敏、呼吸抑制等。⑤肠梗阻。鼓励患者术后尽早活动，以促进肠蠕动恢复，预防肠梗阻发生。⑥静脉血栓栓塞。对于高风险患者，如高龄、肥胖、长期卧床等人群，应采取预防措施，如穿医用弹力袜、使用间歇性充气加压装置等，并密切观察下肢有无肿胀、疼痛等静脉血栓栓塞症状。⑦复发，特别是良性囊肿，术后有一定的复发可能。⑧卵巢功能减退或早衰。年轻患者接受卵巢部分切除或全切术后，可能影响生育功能及激素水平。

（6）心理支持与康复指导：患者术后可能因疼痛、焦虑等因素影响情绪，医护人员应给予充分的心理支持和安慰。同时，提供个性化的康复指导，包括饮食调整、运动锻炼、性生活指导等，帮助患者尽快恢复正常生活和工作。

5. 手术效果评估

（1）临床症状改善：如腹痛、腹胀等症状是否缓解或消失。

（2）影像学检查：术后复查 B 超、CT 或 MRI 等影像学检查，观察囊肿是否完全切除，有无复发迹象。

（3）实验室检查：如肿瘤标志物水平是否恢复正常或明显下降。

（4）患者满意度：评估患者对手术效果、术后生活质量等方面的满意度。

（5）生育功能保留情况：对于年轻有生育要求的患者，还需特别关注其生育功能的保留情况。

（四）中医治疗

中医以其独特的理论体系和治疗手段，在卵巢囊肿的治疗中展现出独特优势。中医强调整体观念和辨证论治，通过调理人体内部环境，达到治疗疾病的目的。

1. 病因病机

（1）病因：中医认为，卵巢囊肿的形成与多种因素有关，主要包括情志失调、饮食不节、劳倦过度、外感六淫等。①情志失调。长期的精神紧张、压力过大、情绪波动等，可导致肝气郁结，气机不畅，瘀血内生，形成囊肿。②饮食不节。过食肥甘厚味、辛辣刺激之物，或暴饮暴食，损伤脾胃，使其运化失职，湿浊内生，积聚成痰，痰瘀互结，形成囊肿。③劳倦过度。过度劳累，耗伤气血，正气不足，邪气易侵，或气虚血瘀，导致囊肿形成。④外感六淫。风、寒、暑、湿、燥、火等外邪侵袭人体，影响气血运行，导致气滞血瘀，痰浊内生，形成囊肿。

（2）病机：卵巢囊肿的中医病机复杂，多因脏腑功能失调，气血运行不畅，痰瘀互结而成。①气滞血瘀。肝气郁结，气机不畅，血行受阻，形成血瘀；或寒凝血脉，形成血瘀。血瘀是卵巢囊肿形成的重要因素之一。②痰湿凝聚。脾胃受损，运化失职，水湿内停，聚而成痰；或外感湿邪，内湿与外湿相合，湿聚成痰。痰湿与血瘀互结，形成囊肿。③正气不足。正气是人体抵御外邪、维护健康的基本力量。正气不足，则邪气易侵，脏腑功能失调，气血运行不畅，痰瘀互结，形成囊肿。

2. 中医治疗

（1）辨证论治：根据证型不同，可选择具有活血化瘀、燥湿化痰、扶正祛邪等作用的中药内服治疗。①气滞血瘀证，治疗宜活血化瘀、行气止痛，常用膈下逐瘀汤加减。②痰湿凝聚证，治疗宜健脾化痰、利湿消肿，常用苍附导痰丸合桂枝茯苓丸加减。③气血两虚证，治疗宜益气养血、扶正祛邪，常用参苓白术散加减。

（2）中药外用：中药除内服外，还可以局部外用，多用于对症治疗。①中药灌肠，通过肠道给药，使药物直接作用于盆腔，促进囊肿吸收。常用药物有丹参、赤芍、桃仁等活血化瘀药。②中药热敷，将中药煎汤后用热毛巾敷于腹部，通过温热刺激和药物渗透作用，促进局部血液循环，加速囊肿消退。

（3）针灸治疗：针灸具有疏通经络、调和气血、扶正祛邪的作用。对于卵巢囊肿患者，常选取关元穴、气海穴、三阴交穴、中极穴等穴位进行针刺或艾灸，以调节体内气血运行，促进囊肿的消散和吸收。

（4）推拿按摩：推拿按摩作为中医外治法之一，可以通过手法刺激经络穴位，促进气血流通，缓解局部疼痛和不适。对于卵巢囊肿患者，可以针对腹部及下肢相关穴位进行推拿按摩，有助于改善盆腔血液循环，减轻囊肿对周围组织的压迫。

（5）综合疗法：中医治疗卵巢囊肿常采用综合疗法，即将中药内服、外用与针灸、推拿等多种方法有机结合，根据患者具体情况制订个性化治疗方案。通过多途径、多靶点的综合治疗，可以更全面地调理患者身体，提高治疗效果。

第五节　子宫内膜异位症

子宫内膜异位症（Endometriosis），简称内异症，是一种常见且复杂的妇科疾病，其特征为子宫内膜组织（腺体和间质）在子宫腔以外的部位生长、浸润，并反复出血和形成包块，从而引起一系列临床症状。这些异位的内膜组织可侵犯身体的任何部位，但绝大多数位于盆腔脏器和腹膜，以卵巢、宫骶韧带最为常见。内异症虽为良性病变，但具有类似恶性肿瘤的种植、侵袭及远处转移能力，会给患者带来极大的身体和心理负担。

一、病因

子宫内膜异位症的确切病因至今尚未完全阐明，但多数学者认为其发生是多种因素相互作用的结果，包括遗传、免疫、内分泌、环境及炎症等多种因素。

（1）遗传因素：研究表明，子宫内膜异位症有明显的家族聚集性，一级亲属中有内异症患者的女性发病风险会增加。

（2）免疫因素：免疫系统异常可能在内异症的发生发展中扮演重要角色。异位内膜组织可能逃脱机体的免疫监视，在子宫腔外存活并生长。

（3）内分泌因素：雌激素和孕激素在子宫内膜异位症的发病中起着重要作用。高水平的雌激素可能促进异位内膜组织的生长和血管形成。

（4）环境因素：某些环境污染物和生活方式因素，如接触二噁英等化学物质、吸烟、饮酒等，可能与内异症的发生风险增加有关。

（5）炎症因素：盆腔微环境改变，如细胞因子、趋化因子、生长因子失衡，免疫细胞功能异常，NK 细胞活性降低、巨噬细胞与 T 淋巴细胞功能失常，还有氧化应激激活炎症信号通路，以及感染诱发的持续炎症反应，均与内异症发病有关。

二、发病机制

子宫内膜异位症的发病机制复杂，目前主要有以下几种假说。

（1）种植学说：认为是经血逆流，内膜碎片随经血逆流至腹腔、卵巢表面等处种植并生长。

（2）化生学说：是卵巢生发上皮、腹膜间皮受激素、炎症等因素刺激，转化为子宫内膜样组织。

（3）免疫调节学说：因免疫功能紊乱，特别是细胞免疫功能下降，不能有效清除异位内膜组织。

（4）遗传因素：携带特定基因变异可能增加患病风险。

三、症状

子宫内膜异位症的临床表现多样，症状的严重程度与病变范围不一定成正比。常见症状如下。

（1）下腹痛和痛经：是内异症的主要症状，多为继发性痛经，呈进行性加重。疼痛多位于下腹、腰骶及盆腔中部，有时可放射至会阴部、肛门及大腿。

（2）不孕：约 40% 的内异症患者伴有不孕。异位内膜组织可影响卵巢和输卵管功能，导致排卵障碍和输卵管堵塞。

（3）性交不适：多见于直肠子宫陷凹有异位病灶或因局部粘连使子宫后倾固定者。性交或子宫收缩而引起疼痛，一般表现为深部性交痛、月经来潮前性交痛最明显。

（4）月经异常：部分患者可有经量增多、经期延长或月经淋漓不尽等月经异常表现。

（5）其他特殊症状：如肠道内异症可出现腹痛、腹泻或便秘等症状；膀胱内异症可出现周期性尿频、尿痛、血尿等症状；盆腔外内异症则可出现相应的临床表现。

四、诊断

（一）影像学检查

（1）超声检查：是诊断卵巢异位囊肿和膀胱、直肠内异症的重要方法，可确定异位囊肿的位置、大小和形状，以及和膀胱、直肠的关系。

（2）MRI：对于深部浸润型内异症的诊断和评估盆腔外内异症有一定价值。

（3）CT：因具有电离辐射，一般不作为内异症的首选检查方法，但在特殊情况下（如盆腔巨大包块或疑有恶性病变时）有一定参考价值。

（二）血清学检查

目前尚无特异性血清标志物用于诊断子宫内膜异位症，但某些肿瘤标志物（如CA125）水平可能升高，尤其是重度内异症患者。

（三）腹腔镜检查

腹腔镜检查是目前确诊盆腔内异症的标准方法。通过腹腔镜可直接观察盆腔内异症病灶的部位、范围和程度，并可进行活检以明确诊断。

五、治疗

子宫内膜异位症的治疗应根据患者的年龄、症状、病变部位和范围、生育要求等因素综合考虑，制订个体化的治疗方案。治疗目的为消除病灶，减轻和消除疼痛，改善和促进生育，减少和避免复发。

(一)药物治疗

(1)NSAIDs:用于缓解轻度至中度疼痛。

(2)口服避孕药:长期连续服用可造成类似妊娠的人工闭经,称为假孕疗法,适用于轻度内异症患者。

(3)孕激素受体拮抗剂:如米非司酮,可抑制子宫内膜生长,导致闭经和异位内膜萎缩。

(4)GnRH-a:通过调节垂体功能,导致卵巢激素水平显著下降,出现暂时性闭经,又称为药物性卵巢切除。GnRH-a可使异位的内膜组织萎缩,常作为手术前预处理,也可用于手术后的辅助治疗,以减少复发。

(二)手术治疗

1.手术类型

手术治疗是子宫内膜异位症的主要治疗方法之一,包括保守性手术、半根治性手术和根治性手术。

(1)保守性手术:适用于有生育要求的患者,手术时尽量切除可见的异位内膜病灶,同时分离粘连,恢复盆腔正常解剖结构。保守性手术术后复发率较高,因此术后应配合药物治疗。

(2)半根治性手术:适用于无生育要求、病灶严重且年龄较大者,切除子宫和病灶,但保留卵巢,以维持女性的内分泌功能。

(3)根治性手术:将子宫、双附件及盆腔内所有异位内膜病灶予以切除和清除,适用于年龄较大、无生育要求且症状严重者。术后需考虑激素替代治疗,以缓解因卵巢切除而引起的更年期症状。

2.手术方法

(1)腹腔镜手术:腹腔镜手术已成为内异症手术治疗的首选方式。其优点在于创伤小、恢复快、并发症少。手术过程中，医生通过腹壁上的几个小孔插入腹腔镜和其他手术器械，在直视下进行病灶切除和粘连分离等操作。腹腔镜手术的关键在于熟练掌握手术器械的使用和镜下解剖结构的识别，以确保手术的准确性和安全性。

（2）开腹手术：开腹手术是传统的手术方式，适用于腹腔粘连严重、病灶范围广泛或需同时行其他腹部手术的患者。手术过程中需切开腹壁进入腹腔，在直视下进行病灶切除和粘连分离等操作。尽管开腹手术创伤较大、恢复较慢且并发症较多，但在某些复杂情况下仍具有不可替代的作用。

（3）特殊技术：随着医疗技术的进步，一些特殊技术也被应用于内异症的手术治疗中。如机器人辅助腹腔镜手术，利用高精度的机器人系统进行手术操作，以提高手术的精确性和安全性；还有激光手术、电凝手术等微创手术方式，也在一定程度上减轻了患者的创伤和痛苦。

3. 手术治疗后的辅助治疗

为减少复发，手术后常给予药物治疗，如孕激素、GnRH-a 等，以巩固手术效果。同时，鼓励患者尽早妊娠，因为妊娠本身对子宫内膜异位症有抑制作用。

六、并发症与远期影响

（一）并发症

（1）不孕与异位妊娠：内异症是不孕的主要原因之一，且易发生异位妊娠。

（2）慢性盆腔痛：长期的内异症病灶可导致盆腔粘连、纤维化，引起慢性盆腔痛。

（3）盆腔包块：卵巢异位囊肿增大时可形成盆腔包块，甚至发生扭转、破裂等急腹症。

（4）肠道及泌尿系统症状：如肠道内异症可引起腹痛、腹泻或便秘；膀胱内异症可引起尿频、尿痛等。

（二）远期影响

（1）生活质量下降：长期的疼痛、不孕及并发症会严重影响患者的生活质量。

（2）心理压力：疾病本身及其带来的生育问题、社会压力等可导致患者产生焦虑、抑郁等心理问题。

（3）经济负担：长期的治疗和随访给患者及其家庭带来较大的经济负担。

七、预防与日常管理

（一）预防

由于子宫内膜异位症的病因尚未完全明确，因此尚无确切的预防方法。但以下措施可能有助于降低发病风险：避免经期剧烈运动，减少经血逆流的机会；避免不必要的宫腔操作，如人工流产、刮宫等，以减少子宫内膜损伤；保持良好的生活习惯，戒烟、限酒、避免过度劳累和熬夜等；定期体检，及时发现并治疗可能导致内异症的疾病，如盆腔炎等。

（二）日常管理

（1）疼痛管理：根据疼痛程度选择合适的止痛药物，必要时可进行物理治疗或心理治疗。

（2）饮食调理：保持均衡的饮食，多摄入富含膳食纤维的食物，避免辛辣刺激性食物。

（3）运动锻炼：适量的运动可以增强身体免疫力，促进血液循环，有助于缓解疼痛和减轻心理压力。

(4)情绪调节:保持乐观的心态,积极应对压力和挑战,必要时可寻求心理咨询帮助。

第六节 盆底功能障碍

盆底功能障碍(Pelvic floor dysfunction, PFD)是指盆底肌、筋膜、韧带等支持结构发生损伤、退化或功能障碍,导致盆底组织松弛、薄弱,进而引发一系列临床症状的综合征。盆底区域作为支撑膀胱、子宫、直肠等盆腔脏器的关键部位,其健康状况直接影响个体的排尿、排便、性生活质量及整体生活质量。

一、症状

(一)尿失禁

尿失禁是盆底功能障碍中最常见的症状之一,主要表现为尿液不自主地流出,无法控制。根据病因和表现不同,尿失禁可分为多种类型。

(1)压力性尿失禁:这是最常见的一种尿失禁类型。患者在咳嗽、大笑、打喷嚏、提重物或运动时,由于腹压突然增加,尿液会不由自主地流出。这主要是因为盆底肌、韧带等支持组织松弛,无法为尿道提供足够的支撑力。

(2)急迫性尿失禁:患者常感到有强烈的尿意,并需要立即排尿,否则会发生尿失禁。这通常与膀胱过度活动或神经系统疾病有关。

(3)混合性尿失禁:患者同时存在压力性尿失禁和急迫性尿失禁的症状。

(二)盆腔器官脱垂

盆腔器官脱垂是指膀胱、子宫、直肠等盆腔脏器脱离其正常位置,向下膨出或脱出阴道口的现象。这主要是由于盆底支持组织的损伤和退化所致。盆腔器官脱垂的具体表现有以下几种。

（1）子宫脱垂：患者可能感到下体有物脱出，伴有下坠感、腰骶部酸痛等症状。严重者子宫可完全脱出阴道口外。

（2）阴道前壁膨出（膀胱膨出）：膀胱壁沿阴道前壁向下膨出，患者可能出现排尿困难、尿频、尿急等症状。

（3）阴道后壁膨出（直肠膨出）：直肠壁沿阴道后壁向下膨出，患者可能出现便秘、排便不尽感等症状。

（三）便失禁

便失禁是指患者无法控制大便的排出，导致粪便不自主地流出。这通常与盆底肌、神经的损伤或功能障碍有关。便失禁可严重影响患者的社交活动和心理健康，降低其生活质量。

（四）性功能障碍

盆底功能障碍还可能导致性功能障碍，主要表现为性欲减退、性交疼痛、性快感缺失等。这主要是因为盆底肌的松弛和薄弱会影响性器官的血液循环和神经传导，从而影响性功能。

（五）慢性盆腔痛

部分患者可能出现难以名状的盆腔区域疼痛，这种疼痛可能持续数周、数月甚至数年，被称为慢性盆腔痛。慢性盆腔痛的原因复杂多样，可能与盆底肌紧张、痉挛、炎症或神经损伤有关。这种疼痛可能严重影响患者的日常生活和工作，导致焦虑、抑郁等心理问题。

二、病因

（一）分娩损伤

分娩损伤是盆底功能障碍最常见且主要的发病原因之一。在分娩过程中，尤其是自然分娩时，盆底肌、筋膜和韧带需要承受巨大的张力和压力。这种压力可能导致这些支持结构的损伤或撕裂，进而影响其正常的支撑功能。特别是对于初产妇、产程过长、分娩时使用了产钳或胎头吸引器等助产工具的情况，盆底组织的损伤风险更高。

（二）年龄因素

随着年龄的增长，人体的各项生理功能逐渐衰退，盆底组织也不例外。老年女性由于激素水平下降、组织弹性减弱等因素，盆底肌和韧带的支撑力逐渐减弱，容易发生盆底功能障碍。此外，随着年龄的增长，一些慢性疾病如慢性咳嗽、便秘等也可能增加腹压，进一步加重盆底组织的负担。

（三）激素水平

激素水平的变化对盆底组织的健康有着重要影响。雌激素在维持女性生殖器官和盆底组织的正常结构和功能中起着关键作用。女性进入更年期或接受卵巢切除等手术后，雌激素水平急剧下降，导致盆底组织萎缩、弹性减弱，从而增加盆底功能障碍的风险。

（四）腹压增加

长期或反复的腹压增加是盆底功能障碍的另一个重要发病原因，包括慢性咳嗽、长期便秘、重体力劳动、肥胖以及频繁举重物等活动。这些都会增加腹腔内的压力，从而对盆底组织造成持续的压迫和损伤。随着时间的推移，这种压力可能导致盆底肌和韧带的松弛和无力，进而引发盆底功能障碍。

（五）遗传因素

遗传因素在盆底功能障碍的发病中也起到一定作用。研究表明，一些女性可能由于遗传因素而具有较低的盆底肌张力或较弱的盆底组织结构，从而更容易发生盆底功能障碍。此外，一些家族性疾病如结缔组织病也可能增加盆底功能障碍的风险。

（六）其他因素

除了上述因素之外，还有其他因素也可能导致盆底功能障碍。例如，盆腔手术（如子宫切除术、直肠手术等）可能对盆底组织造成损伤，或破坏其正常的解剖结构；神经系统疾病（如帕金森病、多发性硬化等）可能影响盆底神经的传导和调控功能；长期吸烟、饮酒等不良生活习惯也可能对盆底组织造成不利影响。

三、检查

（一）盆底筛查

盆底筛查是初步评估盆底功能的基本手段，通常包括询问病史、症状评估及简单的体格检查。医生会通过询问患者的排尿、排便、性功能障碍等症状，初步判断是否存在盆底功能障碍的可能。同时，医生还会观察患者有无阴道膨出、子宫脱垂等体征，以及进行简单的盆底肌收缩测试，以初步评估盆底肌的强度和协调性。

（二）盆底 B 超

盆底 B 超是一种无创、便捷且成本较低的影像学检查方法，能够直观地显示盆底组织的结构和功能状态。通过经阴道或经腹部的方式，利用超声技术观察盆底肌和韧带、膀胱、子宫及直肠等器官的形态、位置和动力学变化。盆底 B 超尤其适用于评估膀胱膨出、子宫脱垂及直肠膨出等盆腔器官脱垂的情况，并能监测盆底肌在静息和收缩状态下的厚度、形态及活动度。

（三）影像学检查

影像学检查在盆底功能障碍的诊断中起着重要作用，主要包括 X 线、CT 和 MRI 等。其中，MRI 因其在软组织成像方面的优势而成为首选。盆底 MRI 是近年来在盆底功能障碍诊断中逐渐兴起的一种高端检查方法。相比传统的 B 超和 X 线检查，MRI 有更高的分辨率，可提供更丰富的信息，能更清晰地显示盆底组织的细微结构和动态变化。通过 MRI，医生可以三维重建盆底组织的结构图像，准确评估盆底组织的损伤程度、支持结构的完整性以及盆腔脏器的位置关系，这对于复杂病例的诊断具有不可替代的作用，能为制订个性化的治疗方案提供重要依据。

（四）妇科检查

妇科检查是诊断盆底功能障碍不可或缺的一部分，通过直接观察阴道、宫颈及子宫等器官的形态和位置，评估是否存在盆腔器官脱垂、阴道壁膨出等体征。同时，医生还会进行双合诊或三合诊检查，以了解盆底肌的紧张度和收缩力，判断是否存在盆底肌松弛或损伤的情况。妇科检查具有直观、简便的优点，是盆底功能障碍初步诊断的重要手段。

（五）尿动力学检查

尿动力学检查主要用于评估膀胱和尿道的功能状态，对于尿失禁等排尿功能障碍的诊断具有重要意义。该检查包括尿流率测定、尿道压力测定、膀胱压力容积测定等多个项目，能够全面反映膀胱的储尿和排尿功能以及尿道括约肌的控尿能力。通过尿动力学检查，医生可以明确尿失禁的类型（如压力性尿失禁、急迫性尿失禁等）和程度，为制订针对性的治疗方案提供依据。

四、治疗

（一）盆底肌训练

盆底肌训练是治疗盆底功能障碍的首选非手术治疗方法。该方法通过自主、反复地收缩和放松盆底肌群，增强盆底肌的张力和耐力，从而改善盆底功能障碍的症状。患者可在专业指导下进行练习，包括正确识别盆底肌、掌握收缩技巧以及制订个性化的训练计划。持续、规律的盆底肌训练对于轻度至中度的盆底功能障碍具有显著疗效。

1. 了解盆底结构

在进行盆底肌训练之前，首先需要了解盆底的基本结构。盆底是由多层肌肉、韧带和结缔组织构成的复杂网络，它像一张吊床一样支撑着膀胱、子宫、直肠等盆腔器官。盆底肌的强弱和协调性对于维持这些器官的正常位置和功能至关重要。

2. 评估盆底功能

在开始训练之前，有必要对盆底功能进行全面评估。可以通过医生的专业检查、问卷调查或专门的盆底功能评估工具来完成。评估结果将帮助确定盆底功能障碍的类型、程度和个体差异，为制订个性化的训练计划提供依据。

3. 基础训练准备

在进行盆底肌训练之前，需要做好基础准备工作。首先，选择一个安静、舒适的环境，以确保训练时能够集中注意力。其次，排空膀胱和直肠，以避免在训练过程中产生不适感。此外，了解并熟悉正确的呼吸技巧也很重要，因为呼吸与盆底肌的收缩和放松密切相关。

4. 凯格尔运动（Kegel运动）

该运动是盆底肌训练的基础和核心，它通过自主收缩和放松盆底肌群来增强肌肉的力量和耐力。具体做法：首先，找到盆底肌的位置（可以通过尝试中断尿流或收缩肛门来感知）；然后，在呼吸时保持身体放松，专注于盆底肌的收缩，缓慢而有力地收缩盆底肌，保持几秒钟（通常从3秒开始逐渐增加至10秒或更长），然后放松肌肉，同样保持几秒钟。重复这一收缩—放松的过程，每组练习10~15次，每天进行2~3组。

5. 进阶训练方法

随着盆底肌力量的增强，可以尝试一些进阶训练方法以进一步提高训练效果。例如，可以增加收缩和放松的时长、改变收缩的方式（如交替收缩前后盆底肌）、增加训练的频率和强度等。此外，还可以结合其他运动形式如瑜伽、普拉提等来提高身体的协调性和稳定性。

6. 生活习惯调整

除了专门的训练外，调整生活习惯也是改善盆底功能障碍的重要方面。包括避免长时间站立或久坐不动、保持合理的体重和均衡的饮食、减少提重物或过度使用腹肌等行为。此外，保持良好的排便习惯、避免过量饮酒和摄入咖啡因也有助于减轻盆底肌的负担。

7. 持续监测与反馈

在进行盆底肌训练的过程中，持续监测训练效果和及时反馈是非常重要的。可以通过定期自我评估或咨询医生来了解盆底功能的改善情况。如果发现训练效果不佳或症状持续加重，应及时调整训练计划或寻求专业帮助。

8. 专业指导与辅助

由于盆底肌训练需要一定的专业知识和技能，因此建议在专业人员的指导下进行。医生、物理治疗师或专门的盆底康复专家可以提供个性化的训练方案、纠正错误的训练动作并提供必要的辅助工具(如生物反馈仪)。这些专业指导有助于提高训练效果并减少潜在的损伤风险。

(二)电刺激治疗

电刺激治疗是一种利用电流刺激盆底肌,促进肌肉收缩和神经传导的治疗方法。该方法适用于盆底肌力量减弱或神经传导障碍的患者。通过低频电刺激,可以激活盆底肌群,增强肌肉的收缩能力;而高频电刺激则有助于改善神经传导功能,促进肌肉恢复。电刺激治疗通常与生物反馈技术结合使用,以提高治疗效果。

1. 治疗原理

电刺激治疗通过放置在体表或体内的电极向盆底肌发送低频电流,刺激肌肉产生被动收缩,从而增强肌肉力量和耐力,改善神经传导功能。这种刺激可以模拟自然的肌肉活动,促进肌纤维的再生和重塑,最终达到恢复盆底功能的目的。

2. 适应证

电刺激治疗适用于多种盆底功能障碍,包括但不限于:尿失禁(压力性尿失禁、急迫性尿失禁)、盆腔器官脱垂(如子宫脱垂、膀胱膨出)、慢性盆腔疼痛、性功能障碍(如性交痛、性冷淡)、产后盆底肌恢复。

3. 治疗过程

电刺激治疗通常在医院或专业的康复中心进行,由专业治疗师操作。具体步骤如下。

(1)评估:首先进行全面的盆底功能评估,确定治疗方案。

(2)准备:患者需排空膀胱,采取舒适的体位(如仰卧位),并在需要时涂抹导电凝胶于电极表面。

(3)放置电极:根据治疗需要,将电极放置于阴道、会阴或体表相应位置。

(4)参数设置：根据患者的具体情况和治疗目标，设置电流的强度、频率、脉宽等参数。

(5)开始治疗：启动设备，电流开始作用于盆底肌，患者会感受到肌肉的收缩和放松。

(6)结束与反馈：治疗结束后，治疗师会评估患者的反应和效果，并根据需要进行调整。

4. 治疗作用

电刺激治疗能够有效促进盆底肌的血液循环，加速肌纤维的修复和再生，增强肌肉的收缩力和耐力。同时，它还能改善神经传导功能，减少疼痛和不适感，从而全面提升盆底功能。

5. 治疗周期

治疗周期根据患者的具体情况和治疗目标而定。一般来说，治疗周期为连续8周，每周进行2次治疗。这样的治疗频率和时间安排有助于巩固治疗效果，促进盆底功能的持续恢复。

6. 注意事项

在治疗期间，患者应保持良好的生活习惯和心态，避免过度劳累和情绪波动。遵循治疗师的建议和指导，按时参加治疗并及时反馈治疗效果。如有急性炎症、出血或其他禁忌证，应暂缓治疗。

7. 不良反应

电刺激治疗总体上是一种安全有效的治疗方法，但部分患者可能会出现轻微的不良反应，如暂时性的不适感或疼痛(通常可自行缓解)、皮肤过敏或刺激(使用导电凝胶时需注意)、电流传导异常(如电极位置不当)导致的治疗无效或症状加重。

（三）药物治疗

药物治疗作为盆底功能障碍综合管理的一部分，旨在缓解症状、改善生活质量。然而，由于每种药物都有其特定的适应证和禁忌证，且不同患者的病情和体质存在差异，因此在使用药物治疗时应严格遵循医嘱，避免自行用药或滥用药物。

1.雌激素类药物

雌激素在女性生殖系统中扮演着重要角色，它有助于维持盆底组织的弹性和稳定性。对于因雌激素水平下降（如绝经后）导致的盆底功能障碍，雌激素类药物可作为治疗选择之一。这类药物可通过局部给药（如阴道乳膏、环或贴片）或全身给药（如口服片剂）的方式，补充体内雌激素的不足。然而，使用雌激素类药物需谨慎，因为长期或不当使用可能增加患乳腺癌、子宫内膜癌等疾病的风险。因此，在应用前应进行全面的医疗评估，并在医生的指导下使用。

2.抗炎镇痛药

盆底功能障碍常伴有炎症和疼痛症状，如慢性盆腔疼痛、膀胱炎等。此时，可用抗炎镇痛药缓解症状。NSAIDs 如布洛芬、阿司匹林等，通过抑制体内炎症反应和减少疼痛物质的产生来发挥作用。但长期使用 NSAIDs 需注意胃肠道不适、肝肾功能损害等不良反应。另外，对于特定类型的疼痛，如神经性疼痛，可能需要使用更专业的药物如加巴喷丁、普瑞巴林等进行治疗。

3.神经调节药物

盆底功能障碍的某些症状与神经传导异常有关，如尿频、尿急等膀胱过度活动症状。神经调节药物通过调节神经递质的释放和传导，改善膀胱逼尿肌和尿道括约肌的协调性，从而缓解症状。常用神经调节药物包括 α 受体激动剂（如米多君）、β 受体拮抗剂（如普萘洛尔）以及抗胆碱能药物（如托特罗定）等。这些药物需在医生指导下使用，以避免可能的不良反应和药物相互作用。

（四）子宫托治疗

子宫托是一种非侵入性的治疗工具，主要用于治疗子宫脱垂等盆腔器官脱垂症状。将子宫托放置在阴道内，对子宫等器官起到支撑作用，可减轻脱垂带来的不适和功能障碍。子宫托治疗具有操作简便、成本低廉的优点，但需定期更换和清洗，以预防感染和并发症。

子宫托是一种由硅胶、橡胶或其他柔性材料制成的医疗器械，其形状和大小需根据患者的具体情况进行选择。子宫托的治疗原理在于其物理支撑作用，把它正确放置并调整到合适的位置时，能够托起脱垂的子宫或其他盆腔器官，恢复其正常位置，从而改善解剖结构和生理功能，缓解不适症状。此外，长期使用子宫托还可能促进盆底肌的自我修复和强化，进一步巩固治疗效果。

子宫托适用于多种盆底功能障碍的情况，特别适用于那些不适合手术或希望避免手术风险的患者。以下情况均可考虑使用子宫托治疗：轻度至中度的子宫脱垂、膀胱膨出或直肠膨出、手术后复发的脱垂、高龄、患有严重内科疾病而无法耐受手术的患者，以及作为手术前的临时缓解措施。

子宫托的选择应根据患者的具体情况进行个性化选择。医生会根据患者的年龄、脱垂程度、阴道大小以及舒适度等因素，选择合适的子宫托类型、大小和材质。此外，患者还应在医生的指导下学习如何正确放置和取出子宫托，以确保其安全性和有效性。

子宫托治疗的效果因人而异，但大多数患者在使用后能够感受到明显的症状改善。然而需要注意的是，子宫托并非治愈性治疗，它只能缓解症状并防止脱垂进一步加重。

在使用子宫托的过程中，需要注意以下几点：保持外阴清洁干燥，避免感染；

定期取出子宫托进行清洗和消毒，以防细菌滋生；注意观察身体反应，如有不适或出现异常出血等症状应及时就医；遵循医生的建议定期复查。

随着时间的推移和患者身体状况的变化，子宫托可能需要进行调整。医生会根据患者的症状和子宫托的使用情况，适时调整子宫托的大小、形状或类型，以确保其持续发挥最佳的支撑作用。此外，患者还应在医生的指导下学习如何进行简单的调整，以便在需要时能够及时处理。

（五）手术治疗

当非手术治疗方法无法有效缓解症状或病情严重时，可使用手术治疗。手术方式的选择需根据患者的具体病情、年龄、生育需求、健康状况及患者个人意愿等多方面因素综合考虑。常见手术方式包括阴道封闭术、吊带与固定术、盆底重建术等，每种手术方式都有其适应证和优缺点。

1. 阴道封闭术

阴道封闭术是一种较为彻底的手术方法，主要用于治疗严重的盆腔器官脱垂，特别是当患者无性生活需求或年龄较大、不适宜进行其他复杂手术时。该手术通过缝合阴道前后壁来封闭阴道腔，从而固定盆腔器官，防止其进一步脱垂。术后患者需注意保持外阴清洁，避免感染，并遵医嘱定期复查和评估。

2. 吊带与固定术

吊带与固定术是治疗尿失禁和盆腔器官脱垂的常用手术方法。该手术通过在尿道周围或盆腔器官周围放置人工吊带或网片，利用吊带的支撑作用加强盆底组织的支持力，从而改善患者的症状。根据具体病情，可选择不同的吊带材料和手术方式，如经阴道无张力尿道中段吊带术（TVT）、经闭孔无张力尿道中段吊带术（TOT）等。术后患者需注意休息，避免剧烈运动和提重物，并按医嘱进行康复训练和随访。

3. 盆底重建术

盆底重建术是一种更为复杂和精细的手术,旨在恢复盆底结构的完整性和功能性。该手术通常包括多种技术手段,如使用生物补片加强盆底组织的支撑力、修复受损的盆底肌和韧带等。盆底重建术适用于中重度盆腔器官脱垂且需要全面修复盆底结构的患者。术后患者需要严格遵医嘱进行康复训练和生活方式调整,以促进盆底功能的恢复,保持手术效果。

4. 其他手术

除了上述常见的手术方式外,还有一些特殊手术方法可用于治疗盆底功能障碍。例如,对于合并有子宫病变的患者,可能需要进行子宫切除术;对于存在肠道功能障碍的患者,可能需要联合进行肠道手术等。这些特殊手术方法的选择和实施需要根据患者的具体情况和医生的经验进行判断和决策。

5. 术后恢复与监测

手术治疗盆底功能障碍后,患者需要经历一段时间的恢复期。在恢复期间,患者应注意休息和营养补充,避免剧烈运动和提重物等可能加重盆底负担的活动。同时,患者需要按照医生的指导进行康复训练和随访监测,及时发现和处理可能出现的并发症和不良反应。康复训练和随访监测是确保手术效果、促进患者康复的重要环节之一。通过定期随访监测、及时干预治疗,可以最大限度地减少并发症的发生并提高患者的生活质量。

(六)中医治疗

中医以其独特的理论体系和治疗手段,在缓解患者症状、促进康复方面发挥着重要作用。

1. 中药调理

中药调理是中医治疗盆底功能障碍的基础。根据中医辨证施治的原则,不同的患者因其体质、病因、病机不同，所用的中药方剂也会有所差异。一般而言，中医治疗盆底功能障碍多从补益肝肾、升阳举陷等角度入手，选用如黄芪、当归、升麻、柴胡等中药材，以增强盆底肌的张力和弹性，改善局部血液循环，促进受损组织的修复和再生。同时，中药还能调节患者内分泌系统，缓解因盆底功能障碍引起的各种不适症状。

2.针灸疗法

在治疗盆底功能障碍时，常选用关元穴、气海穴、中极穴、三阴交穴等穴位进行针刺或艾灸，可以激发盆底肌的兴奋性，增强肌肉的收缩力和耐力。针灸疗法还能调节患者的神经系统功能，缓解因盆底功能障碍引起的疼痛、尿频、尿急等症状。

3.推拿按摩

推拿按摩是中医治疗盆底功能障碍的特色疗法。通过专业的手法对腹部、腰部及会阴部进行推拿按摩，可以促进局部血液循环，加速新陈代谢，缓解肌肉的紧张和痉挛状态。推拿按摩还能增强盆底肌的柔韧性和协调性，提高肌肉的收缩力和耐力。此外，推拿按摩还有助于调节患者的心理状态，缓解因盆底功能障碍引起的焦虑、抑郁等情绪问题。

4.中医功法

中医的一些功法如八段锦、五禽戏、太极拳等，强调内外兼修、身心合一的理念，对于改善盆底功能障碍患者的身体状况和心理状态具有重要作用。这些功法通过特定的动作和呼吸方式，能够增强患者的体质和免疫力，提高盆底肌的收缩力和耐力。同时，中医功法还能调节患者的气血运行和脏腑功能，促进身体各系统的协调运作。

5. 综合治疗

中医治疗盆底功能障碍通常采用综合治疗，即将中药调理、针灸疗法、推拿按摩、中医功法等多种治疗手段结合起来，根据患者的具体情况进行个性化治疗。综合治疗能够充分发挥各种治疗手段的优势，形成协同效应，从而取得更好的治疗效果。

6. 注意事项

在采用中医治疗盆底功能障碍时，患者需要注意以下几点：①要遵循中医辨证施治的原则，根据自身病情和体质选择合适的治疗方案；②要在专业中医师的指导下进行治疗，避免自行用药或操作不当导致的不良后果；③要保持积极的心态和良好的生活习惯，配合医生的治疗建议进行康复训练和生活方式调整；④要定期进行复查和评估，了解治疗效果和病情变化，以便及时调整治疗方案。

（七）生活方式调整

生活方式调整是盆底功能障碍治疗的重要组成部分。患者应避免过度劳累、长时间站立或久坐不动等不良生活习惯，保持合理的体重和均衡的饮食。同时，增加饮水量、多吃富含膳食纤维的食物、规律排便等也有助于改善便秘等盆底功能障碍症状。

五、预防

为预防盆底功能障碍的发生和发展，可采取以下措施。

（1）孕期保健：加强孕期营养和锻炼，控制体重增长，避免胎儿过大对盆底造成过大压力。

（2）科学分娩：分娩过程中配合医生指导，避免用力过猛导致盆底肌撕裂。

（3）避免长期腹压增加：积极治疗慢性咳嗽、便秘等疾病，减少重体力劳动和剧烈运动。

（4）盆底肌锻炼：定期进行盆底肌锻炼，增强盆底肌的支撑力。

（5）定期体检：定期进行妇科检查，及时发现和治疗盆底功能障碍的早期症状。

第四章　妇科常见肿瘤

第一节　宫颈癌

宫颈癌是女性生殖系统中最常见的恶性肿瘤之一，其发病率在全球范围内居高不下，尤其在发展中国家更为突出。宫颈癌主要起源于宫颈上皮细胞，这些细胞在持续的高危型人乳头状瘤病毒（Human papilloma virus，HPV）感染等因素作用下，从正常到异常增生，最终发展为恶性肿瘤。宫颈癌的早期症状往往不明显，但随着病情进展，可出现阴道出血、阴道分泌物增多等症状，严重影响女性的生命健康和生活质量。

宫颈癌的主要病因是高危型 HPV 感染，特别是 HPV-16 和 HPV-18 型。这些病毒通过性接触传播，能够在宫颈上皮细胞内复制并引起细胞异常增生，进而发展为癌前病变乃至癌症。

宫颈癌的发病机制复杂，涉及多个环节的相互作用。高危型 HPV 感染是宫颈癌发生的始动因素，病毒感染后，病毒 DNA 整合到宿主细胞基因组中，导致细胞周期调控失常、抑癌基因失活和原癌基因激活等一系列变化。这些变化使得宫颈上皮细胞发生异常增生，逐渐形成癌前病变（如宫颈上皮内瘤变），最终发展为宫颈癌。

宫颈癌的风险因素包括：①性行为因素，包括多个性伴侣、过早开始性生活、无保护的性行为等。②免疫功能低下，如 HIV 感染者、接受器官移植后服用免疫抑制剂的患者等。③长期吸烟可增加宫颈癌的发病风险。④部分宫颈癌患者有家族聚集现象，可能与遗传因素或特定基因变异有关。⑤社会经济因素，如低收入、教育水平低、卫生条件差等也是宫颈癌的风险因素。

宫颈癌的早期症状通常不明显，部分患者可能出现接触性出血（如性交后或妇科检查后出血）和阴道分泌物增多（多为白色或血性液体，伴有腥臭味）。随着病情进展，可出现不规则阴道流血、阴道排液增多、尿频尿急、便秘等压迫症状，以及消瘦、贫血等恶病质表现。

一、诊断

宫颈癌是女性常见的恶性肿瘤之一，早期发现并且及时诊断对于提高治疗效果及患者生存率非常重要。现代医学通过一系列先进的诊断技术，能够更有效地识别并确诊宫颈癌。

（一）宫颈细胞学检查（巴氏涂片或液基细胞学检查）

宫颈细胞学检查是宫颈癌筛查的基本手段，也是预防宫颈癌的第一道防线。该检查通过采集宫颈表面及宫颈管内的脱落细胞，进行显微镜下观察，检测细胞是否存在异常变化（如不典型增生、癌细胞等）。传统的巴氏涂片（Pap smear）已逐渐被液基细胞学检查所取代，后者因采用液体保存细胞样本，能更好地保持细胞形态，提高检测的准确性。

（二）HPV DNA 检测

HPV 是引起宫颈癌的主要病因。HPV DNA 检测能够直接检测宫颈细胞中是否存在 HPV 病毒,从而评估宫颈癌的发病风险。联合 HPV DNA 检测与宫颈细胞学检查,可以显著提高宫颈癌前病变及早期宫颈癌的检出率。

(三)阴道镜检查

对于宫颈细胞学检查或 HPV DNA 检测异常的患者,医生会建议进行阴道镜检查。阴道镜是一种配有特殊光源和放大镜的医疗器械,能够直接观察宫颈及阴道壁的上皮组织,并通过涂抹醋酸或碘溶液观察细胞反应,以识别可疑的病变区域。必要时,还可在阴道镜引导下进行活检。

(四)宫颈活检

宫颈活检是确诊宫颈癌及癌前病变的关键步骤。医生会在阴道镜引导下,使用活检钳从可疑病变区域钳取小块组织,送至病理科进行组织学检查。宫颈活检能够明确细胞是否已发生癌变,以及癌变的程度和范围。

(五)影像学检查

影像学检查主要用于评估宫颈癌的浸润深度、有无淋巴结转移及远处转移等情况,为制订治疗方案提供依据。常用的影像学检查方法包括超声检查(特别是经阴道超声)、CT、MRI 及 PET-CT 等。

(六)子宫颈锥切术

在某些情况下,如宫颈细胞学检查、HPV DNA 检测及阴道镜检查均高度怀疑宫颈癌,但活检结果未能明确诊断时,医生会考虑进行子宫颈锥切术。这是一种切除宫颈内层组织的手术,可以同时达到诊断和治疗的目的。子宫颈锥切术不仅可以提供更全面的组织样本用于病理诊断,还能去除部分或全部病变组织,起到治疗作用。

(七)病理组织学诊断

所有从宫颈获取的组织样本最终都需要经过病理组织学检查来明确诊断。

病理医生会在显微镜下仔细观察细胞形态、结构变化及异型性等特征，以判断是否存在癌细胞及其恶性程度。病理组织学诊断是宫颈癌诊断的“金标准”，其结果对于确定治疗方案和预后评估具有决定性意义。

二、治疗方案选择

治疗宫颈癌时需根据临床分期、患者年龄、全身状况及生育要求等，制订个体化的治疗方案。治疗原则为早期发现、早期诊断、早期治疗。

（一）疾病类型

对宫颈癌进行准确的分类是制订治疗方案的基础。宫颈癌根据病理类型主要分为鳞状细胞癌、腺癌及腺鳞癌等，其中鳞状细胞癌最为常见。此外，还需根据肿瘤侵犯宫颈的深度及范围进行分期【即国际妇产科联盟（FIGO）分期】，以便制订个性化的治疗计划。

（二）非典型增生治疗

非典型增生，即宫颈上皮内瘤变（Cervical intraepithelial neoplasia,CIN），是宫颈癌的癌前病变。对于 CIN Ⅰ级，多采取观察随访或物理治疗（如冷冻、激光等）；CIN Ⅱ级和 CIN Ⅲ级则视情况而定，可能需要物理治疗或子宫颈锥切术（如环形电切术、冷刀锥切术等），以去除病变组织，防止进一步发展为宫颈癌。

（三）原位癌治疗

原位癌，即癌细胞局限于宫颈上皮层内，为未突破基底膜的癌。对于原位癌的治疗，通常选择子宫颈锥切术或子宫全切术，具体方案需根据患者的年龄、生育需求等因素而定。年轻且有生育需求的患者可能更倾向于保留子宫的子宫颈锥切术。

（四）镜下早期浸润癌

镜下早期浸润癌指的是癌细胞已轻微突破基底膜，但浸润深度有限，未达到间质深层或血管、淋巴管。对于此类患者，治疗原则通常倾向于积极手术，包括根治性子宫切除术及必要的盆腔淋巴结清扫术，以确保彻底清除病灶。

（五）浸润癌治疗

对于浸润癌（即癌细胞已广泛侵犯宫颈组织并可能累及其他器官），治疗原则更加复杂，需综合考虑手术、放疗、化疗等多种治疗手段。根据 FIGO 分期，早期（Ⅰ~ⅡA 期）患者多采用手术治疗，而中晚期（ⅡB 期及以上）患者则可能需结合放疗、化疗进行综合治疗，以提高治疗效果。

（六）个体化治疗

个体化治疗是现代肿瘤治疗的重要理念，即在综合考虑患者具体情况的基础上，制订最适合其病情的治疗方案。包括考虑患者的年龄、身体状况、生育需求、心理状况以及肿瘤的病理类型、分期等因素，以确保治疗的有效性和安全性。

（七）综合治疗

综合治疗是指根据患者的具体情况，联合使用手术、放疗、化疗等多种治疗手段，以达到最佳的治疗效果。对于中晚期宫颈癌患者，综合治疗尤为重要，通过多种手段协同作用，可以更有效地控制肿瘤的生长和扩散，延长患者的生存期。

（八）随访与监测

宫颈癌治疗后，随访与监测是不可或缺的环节。通过定期的妇科检查、影像学检查及必要的肿瘤标志物检测，可以及时发现肿瘤复发或转移的迹象，采取干预措施。此外，对于接受保留生育功能治疗的患者，还需特别关注其妊娠情况及宫颈状况的变化。

三、治疗方法

(一)手术治疗

手术治疗是宫颈癌治疗的主要手段之一,尤其适用于早期宫颈癌患者。手术治疗的原则在于彻底切除癌变组织,同时尽可能保留患者的生理功能和生育能力。手术治疗虽然能直接切除肿瘤,但术后仍需密切监测病情变化,并根据需要进行后续治疗以防复发和转移。

1.手术类型

(1)子宫颈锥切术:适用于 CIN Ⅲ级或微小浸润癌的年轻患者,旨在切除病变组织并保留子宫。此手术具有创伤小、恢复快的优点,但需注意术后随访以防复发。

(2)根治性子宫切除术:为早期宫颈癌的标准手术方式,包括子宫全切术、双侧附件切除术及部分阴道切除术。对于年轻且有生育需求的患者,可考虑保留一侧或双侧卵巢。此外,根据肿瘤侵犯程度及淋巴结转移情况,决定是否进行盆腔淋巴结清扫术。

(3)广泛性子宫切除术:适用于肿瘤侵犯宫颈深肌层或伴有盆腔淋巴结转移的患者。该手术范围更广,需切除子宫、双侧附件、部分阴道及宫旁组织,并进行彻底的盆腔淋巴结清扫。

2.手术路径

(1)开腹手术:传统手术方式,操作直观,适用于各期宫颈癌患者,但创伤较大,恢复较慢。

(2)腹腔镜手术:利用腹腔镜技术进行的微创手术,具有创伤小、恢复快、并发症少等优点,逐渐成为宫颈癌手术的主流方式。

（3）机器人辅助手术：在腹腔镜基础上进一步发展的高科技手术方式，具有更高的手术精度和更少的并发症，但设备昂贵，操作复杂。

3. 手术适应证

手术治疗适用于早期及部分中期宫颈癌患者，具体适应证如下。

（1）ⅠA1 期有淋巴脉管间隙浸润者及ⅠA2 期至ⅡA2 期患者。

（2）ⅠB1 期至ⅡB 期患者，若全身情况不适宜放疗，可考虑手术治疗。

（3）年轻且有生育需求的患者，在严格评估病情后，可选择保留生育功能的手术方式。

4. 术前准备

术前准备是确保手术顺利进行的关键环节。准备工作包括以下几点。

（1）全面评估患者的身体状况，包括心肺功能、肝肾功能、凝血功能等。

（2）纠正贫血、低蛋白血症等营养不良状态。

（3）控制高血压、糖尿病等合并症。

（4）术前进行肠道准备，排空肠道内容物。

5. 术后护理

术后护理对于患者的恢复至关重要。

（1）密切观察患者生命体征，及时发现并处理并发症。

（2）保持伤口清洁干燥，预防感染。

（3）鼓励患者早期下床活动，促进胃肠功能恢复。

（4）合理安排饮食，提供足够的营养支持。

（5）关注患者心理状态，提供心理支持。

6. 预防并发症

（1）术中仔细操作，减少出血和损伤。

（2）术后合理使用抗生素，预防感染。

（3）鼓励患者多饮水、多排尿，预防尿潴留。

（4）密切观察患者病情变化，及时发现并处理并发症。

（二）放疗

放疗适用于各期宫颈癌患者，可分为外照射和内照射两种类型。

（1）外照射：利用放射线对盆腔区域进行照射，杀灭或抑制肿瘤细胞的生长。外照射通常作为术前或术后的辅助治疗手段，用以提高治疗效果并减少复发风险。

（2）内照射：也称近距离放疗，是将放射性物质直接放入肿瘤组织内或附近进行照射。内照射能更精确地定位肿瘤，提高局部治疗效果，减少周围正常组织的损伤。内照射常与外照射联合使用，形成综合放疗方案。

放疗虽然能有效控制肿瘤生长，但也会引起一些不良反应，如放射性膀胱炎、放射性直肠炎等。因此，在治疗过程中需密切关注患者的反应并及时调整治疗方案。

（三）化疗

化疗主要用于中晚期宫颈癌的辅助治疗，与手术或放疗联合使用以提高治疗效果。化疗药物通过血液循环作用于全身各处的肿瘤细胞，具有杀灭或抑制肿瘤细胞生长的作用。常用化疗药物包括顺铂、卡铂、紫杉醇等。这些药物可单独使用或联合使用，形成不同的化疗方案。化疗的周期和疗程根据患者的具体病情和身体状况而定。

化疗虽然能有效控制肿瘤生长并延长患者的生存期，但也可能引起一系列不良反应，如恶心、呕吐、脱发、骨髓抑制等。因此，在治疗过程中需密切监测患者的反应并采取必要的支持治疗措施。

（四）靶向免疫治疗

靶向免疫治疗是近年来宫颈癌治疗领域的新方向。该疗法通过针对肿瘤细胞特有的信号传导通路或分子靶点进行治疗，具有高度的特异性和有效性。

（1）靶向治疗：针对肿瘤细胞特有的分子靶点进行治疗，如抗血管生成药物贝伐珠单抗、抗表皮生长因子受体（EGFR）药物等。这些药物能阻断肿瘤细胞的生长和扩散，从而达到治疗目的。

（2）免疫治疗：通过激活或增强患者自身的免疫系统来对抗肿瘤。目前，PD-1/PD-L1 抑制剂等免疫治疗药物在宫颈癌的治疗中展现出良好的前景。这些药物能阻断肿瘤细胞逃避免疫监视的机制，使免疫系统重新识别并攻击肿瘤细胞。

靶向免疫治疗虽然为宫颈癌患者提供了新的治疗选择，但其疗效和安全性仍需进一步研究和验证。

（五）中医治疗

中医药在宫颈癌治疗中发挥着独特的作用。中医认为宫颈癌的发生与正气不足、邪毒内侵有关。因此，治疗时应以扶正祛邪为原则，采用辨证论治的方法进行治疗。中医药治疗虽然不能直接杀灭肿瘤细胞，但能在一定程度上提高患者的生存质量并延长生存期。在应用过程中可与西医治疗相结合，形成综合治疗方案以提高治疗效果。

1. 病因病机

中医认为，宫颈癌的发生与以下几个因素密切相关。

（1）情志内伤：长期精神紧张、抑郁、焦虑等负面情绪会导致气滞、血瘀，进而瘀毒内生形成肿瘤。

（2）饮食不节：过食辛辣、肥甘厚味等会损伤脾胃，导致湿热内蕴，湿热毒邪下注胞宫引发癌症。

（3）正气不足：体质虚弱、久病不愈等导致正气不足，邪毒乘虚而入，瘀毒内结形成肿瘤。

2. 辨证论治

中医治疗宫颈癌时需根据患者的具体情况进行辨证论治。

（1）气滞血瘀证：表现为小腹胀痛、经行不畅、经色黯红有块，舌质紫黯或有瘀点，脉涩。治疗宜活血祛瘀、行气止痛。代表方剂为膈下逐瘀汤。

（2）湿热下注证：表现为带下量多、色黄质稠、臭秽，小腹疼痛，舌质红、苔黄腻，脉滑数。治疗宜清热利湿、泻肝解毒。代表方剂为龙胆泻肝汤。

（3）脾虚湿盛证：表现为带下量多、色白质稀，小腹隐痛，疲乏无力，舌淡胖、苔白腻，脉沉细。治疗宜健脾益气、化湿止带。代表方剂为完带汤。

（4）肝肾阴虚证：表现为阴道不规则出血，腰膝酸软，潮热盗汗，舌红少苔，脉细数。治疗宜滋阴降火。代表方剂为知柏地黄丸。

3. 中药外用

中药外用也是治疗宫颈癌的常用方法之一，包括中药灌洗、中药敷贴、中药熏蒸等。

（1）中药灌洗：将中药煎剂通过阴道灌洗的方法，直接作用于病灶，起到清热解毒、活血化瘀的作用。常用药物有金银花、蒲公英、黄柏、赤芍、丹参、川芎。适用于湿热下注、气滞血瘀型患者。

（2）中药敷贴：将中药制成膏剂或散剂，敷贴于下腹部，起到行气活血、消肿止痛的作用。常用药物有乳香、没药、血竭、冰片、川芎、白芷。适用于气滞血瘀型患者。

（3）中药熏蒸：将中药煎煮后用产生的蒸汽熏蒸下腹部或阴道，起到清热解毒、活血化瘀的作用。常用药物有黄芩、黄柏、苦参、金银花、蒲公英、赤芍。适用于湿热下注、气滞血瘀型患者。

4. 针灸治疗

针灸治疗是通过针刺特定穴位，调节机体功能，达到治疗疾病的目的。在宫颈癌的治疗中，针灸常用于缓解疼痛、改善症状、提高生活质量。

（1）常用穴位：关元穴、气海穴、三阴交穴、足三里穴、合谷穴。

（2）针刺法：选取上述穴位，用常规针刺法，每次留针 20~30 分钟，每周 2~3 次。

（3）艾灸法：选取关元穴、气海穴等穴位，用艾条温和灸，每次 15~20 分钟，每周 2~3 次。

5. 饮食调理

（1）食品选择：可根据证型食用绿豆、冬瓜、苦瓜、莲藕等具有清热解毒作用的食品或山药、薏苡仁、白术、党参、大枣等具有健脾益气作用的食品，以及枸杞子、黑芝麻、银耳等具有滋阴养血作用的食品。

（2）饮食禁忌：忌食辣椒、胡椒、生姜、大蒜等辛辣刺激食品，肥肉、油炸食品、奶油蛋糕等肥甘厚味，以及酒、咖啡、羊肉等湿热之品。

6. 中医药治疗优势

（1）整体调理：中医注重整体调理，通过调整人体的阴阳平衡，改善身体健康状况，不仅可以治疗宫颈癌，还能提高患者的免疫力，改善症状，促进康复。

（2）不良反应小：中医药治疗不良反应较小，尤其适合不耐受西医治疗的患者。中药内服、外用结合，可以在治疗肿瘤的同时，减轻放化疗的不良反应，提高患者的生活质量。

（3）个体化治疗：中医治疗强调辨证论治，根据每位患者的具体情况制订个体化的治疗方案。不同的证型，选用不同的方药，可以更好地针对患者的具体病情进行治疗。

（4）综合治疗：中医药治疗与西医治疗相结合，可以发挥各自的优势，提高治疗效果。例如，中药可以在放化疗期间辅助治疗，减轻其不良反应，帮助患者康复。

四、预后与康复

（一）预后

宫颈癌的预后与临床分期密切相关。早期宫颈癌（如ⅠA、ⅠB期）经过规范治疗，5年生存率可达90%以上；而晚期宫颈癌（如Ⅲ、Ⅳ期）预后较差，5年生存率显著降低。

（二）康复

在康复阶段，患者应注意保持良好的生活习惯，合理饮食，适量运动，以提高机体免疫力。同时，定期随访复查，及时发现并处理复发或转移病灶。心理支持也是康复过程中不可或缺的一部分，患者及家属应积极面对疾病，保持乐观心态。

五、预防与筛查

（一）预防

（1）接种HPV疫苗可有效预防HPV感染及由此引起的宫颈癌。

（2）安全性行为，避免多个性伴侣、使用安全套等。

（3）戒烟限酒，改善不良生活习惯。

（4）保持良好的饮食和作息习惯，适当锻炼，增强免疫力。

（二）筛查

建议21岁以上女性或有性生活史的女性每年进行一次宫颈细胞学检查或

HPV DNA 检测。对于细胞学检查异常或 HPV 感染者,应进一步行阴道镜检查,必要时进行活检,以便早期发现并处理癌前病变。

第二节　子宫内膜癌

子宫内膜癌,又称为子宫癌或宫体癌,是发生于子宫内膜的一组上皮性恶性肿瘤,以起源于子宫内膜腺体的腺癌最常见。作为女性生殖道三大恶性肿瘤之一,子宫内膜癌的发病率在全球范围内呈上升趋势,尤其在发达国家更为显著。该病好发于围绝经期和绝经后女性,但近年来,年轻女性的发病率也有所增加,这引起了医学界和社会各界的广泛关注。

子宫内膜癌的发生往往与雌激素的长期刺激密切相关,这种刺激可能导致子宫内膜异常增生,进而发展成为恶性肿瘤。此外,肥胖、高血压、糖尿病等代谢性疾病也是子宫内膜癌的高危因素。因此,对于高危人群的早期筛查和干预至关重要。

一、病因

子宫内膜癌的确切病因尚未完全阐明,但多种因素被认为与其发病密切相关。

(1)雌激素异常:长期无孕激素拮抗的雌激素刺激是子宫内膜癌的主要发病因素之一。雌激素能够使子宫内膜细胞发生增生和分化,当这种增生超过一定程度时,就可能发生恶变。长期服用含有雌激素的药物或保健品,如激素替代疗法(HRT)的不当使用,也可能增加子宫内膜癌的发病风险。

（2）遗传因素：遗传因素在子宫内膜癌的发病中扮演着重要角色。家族中有子宫内膜癌病史的女性，其患病风险显著增加。同时，一些基因突变也与子宫内膜癌的发病相关。

（3）代谢综合征：肥胖、高血压、糖尿病等代谢性疾病是子宫内膜癌的高危因素。这些疾病可能导致体内激素水平紊乱，从而促使子宫内膜异常增生。

二、症状

子宫内膜癌的临床表现多种多样，早期症状并不明显，随着病情的进展，患者可能会出现以下症状。

（1）阴道流血：绝经后阴道流血是子宫内膜癌的主要症状，量一般不多。尚未绝经者可表现为经量增多、经期延长或月经紊乱。

（2）阴道排液：部分患者有不同程度的阴道排液，早期多为浆液性或血性液体，晚期合并感染则有脓血性排液，并有恶臭。

（3）疼痛：晚期患者可出现下腹部疼痛、腰部酸痛等症状，多为癌肿浸润周围组织或压迫神经所致。

（4）腹部包块：当肿瘤体积较大时，患者可在腹部触及包块，质硬，活动度差。

（5）全身症状：晚期患者还可出现贫血、消瘦等恶病质症状。

三、诊断

子宫内膜癌的诊断依赖于多种检查手段的综合应用，以下是主要诊断方法。

（1）妇科检查：通过妇科检查可了解子宫大小、形状、活动度以及宫颈有无异常。

（2）超声检查：经阴道超声检查是诊断子宫内膜癌的常用方法，能够清晰显示子宫内膜的厚度、形态及血流情况。

（3）分段诊刮术：分段诊刮术是确诊子宫内膜癌的可靠方法，通过刮取子宫内膜和内膜病灶行活组织检查，以明确病变性质。

（4）血清肿瘤标志物：如 CA125 等肿瘤标志物在部分子宫内膜癌患者中会升高，但其特异性不高，仅作为辅助诊断手段。

（5）MRI 和 CT 检查：MRI 和 CT 检查能够清晰显示肿瘤的大小、位置、与周围组织的关系以及是否有远处转移，对于晚期子宫内膜癌的评估具有重要价值。

四、分期与分级

子宫内膜癌的分期和分级对于制订治疗方案和评估预后具有重要意义。

（一）分期

子宫内膜癌的分期采用 FIGO 制定的标准，根据肿瘤的侵犯范围、淋巴结转移情况和远处转移情况分为四期。

（二）分级

子宫内膜癌的分级主要依据肿瘤的分化程度，分为 G1、G2、G3 三级。G1 级分化最好，恶性程度最低；G3 级分化最差，恶性程度最高。

五、治疗

子宫内膜癌的治疗应根据患者的年龄、身体状况、肿瘤分期和分级等因素综合考虑,制订个体化的治疗方案。主要治疗方法包括手术、放疗、化疗和激素治疗等。

(一)手术治疗

手术治疗是子宫内膜癌的主要治疗手段,不仅能够直接切除肿瘤组织,减少病灶残留,还能根据病情需要,对可能受累的周围组织进行清扫,从而达到根治或姑息治疗的目的。

1.治疗原则

(1)早期发现、早期治疗:对于早期子宫内膜癌患者,手术治疗是首选的治疗方式,通过彻底切除病灶,达到根治的目的。

(2)个体化治疗:根据患者的年龄、身体状况、肿瘤分期和分级以及患者的生育需求等因素,制订个体化的手术治疗方案。

(3)彻底性:手术应尽可能彻底地切除肿瘤及其可能受累的周围组织,包括子宫、双侧附件、部分或全部阴道、宫旁组织及盆腔淋巴结等。

(4)功能性保留:对于年轻、有生育需求的患者,在保证肿瘤治疗彻底性的前提下,尽可能保留其生育功能。

(5)安全性:手术过程中应严格遵循无菌操作原则,注意保护周围正常组织器官,减少并发症的发生。

2.手术方式

(1)子宫全切术:对于早期子宫内膜癌患者,通常需行子宫全切术,包括切除子宫体和子宫颈。根据病情需要,可同时进行双侧附件切除术。

(2)广泛性子宫切除术：对于肿瘤侵犯较深或分期较晚的患者，需行广泛性子宫切除术，切除范围包括子宫、双侧附件、宫旁组织及部分阴道上段。

(3)盆腔淋巴结清扫术：根据肿瘤分期和术前评估结果，对于需要进行淋巴结清扫的患者，可行盆腔淋巴结清扫术，以了解淋巴结的转移情况，并指导后续治疗。

(4)腹主动脉旁淋巴结切除术：对于部分高危患者，如肿瘤分期晚、分化差等，还需行腹主动脉旁淋巴结切除术，以进一步评估病情。

(5)保留生育功能的手术：对于年轻、有生育需求且肿瘤分期较早、分化较好的患者，可考虑行保留生育功能的手术，如子宫病灶切除术或孕激素治疗等。但此类手术需严格掌握适应证，并在充分告知患者风险的前提下进行。术后需密切随访，一旦发现复发迹象，应及时调整治疗方案。

3. 术前准备

术前准备是确保手术顺利进行和减少术后并发症的重要环节。主要包括以下方面。

(1)患者评估：全面评估患者的身体状况、心肺功能、肝肾功能等，了解患者有无手术禁忌证。

(2)完善检查：包括血常规、尿常规、凝血功能、肝肾功能、心电图、胸部 X 线或 CT、盆腔超声或 MRI 等检查，以了解患者的病情和肿瘤情况。

(3)术前宣教：向患者及家属详细介绍手术的目的、过程、风险及术后注意事项等，缓解患者的紧张情绪，增强其对手术的信心。

(4)肠道准备：术前需进行肠道准备，包括口服泻药或灌肠等，以清洁肠道，减少术中污染和术后并发症的风险。

（5）皮肤准备：备皮并清洁手术区域皮肤，减少术后感染的风险。

4. 手术过程

（1）麻醉与体位：患者进入手术室后，首先进行麻醉诱导和气管插管等麻醉操作。然后取仰卧位或截石位等合适的体位进行手术。

（2）消毒铺巾：对手术区域进行消毒并铺好无菌巾单，确保手术过程的无菌操作。

（3）切口选择：根据手术方式选择合适的切口位置，如经腹切口、腹腔镜切口等。

（4）探查腹腔：切开腹膜后，首先探查腹腔内有无腹水、粘连及肿瘤转移等情况。

（5）切除子宫及附件：根据手术方式逐步切除子宫、双侧附件及可能受累的周围组织。

（6）淋巴结清扫：根据病情需要进行盆腔淋巴结清扫术或腹主动脉旁淋巴结切除术。

（7）缝合与关闭：彻底止血后，逐层缝合切口并关闭腹腔。

5. 术后护理

（1）生命体征监测：术后密切观察患者的生命体征变化，包括体温、脉搏、呼吸、血压等，及时发现并处理异常情况。

（2）切口护理：保持切口干燥、清洁，定期更换敷料，预防切口感染。

（3）疼痛管理：根据患者的疼痛程度和需求给予适当的镇痛治疗，减轻患者的疼痛不适。

（4）饮食管理：术后初期，患者可能需要禁食或限制饮食，以减轻胃肠负担，促进伤口愈合。随着病情恢复，逐渐过渡到流质、半流质及普通饮食，注意营养均衡，多摄入高蛋白、高维生素的食物，以促进身体康复。

（5）活动指导：鼓励患者早期下床活动，促进肠蠕动，预防肠粘连和下肢静脉血栓形成。根据患者的具体情况，制订个性化的康复计划，逐步增加活动量。

（6）管道护理：对于术后留置的导尿管、引流管等，需妥善固定，保持引流通畅，定期观察并记录引流液的颜色、量和性状，及时发现并处理异常情况。

（7）心理支持：子宫内膜癌手术对患者及家庭来说是一个重大的生活事件，术后患者可能会出现焦虑、抑郁等情绪。医护人员应给予患者足够的心理支持和关爱，帮助其树立战胜疾病的信心，促进康复。

6. 手术效果与预后

手术效果与预后受多种因素影响，包括肿瘤分期、分级、病理类型、患者年龄、身体状况以及术后治疗等。早期子宫内膜癌患者通过手术治疗，往往能取得较好的治疗效果，5 年生存率较高。而晚期或高危患者，即使经过手术治疗，预后也较差，需要综合应用放疗、化疗等手段进行辅助治疗，以提高治疗效果。

术后定期随访也是评估手术效果与预后的重要环节。通过随访可以及时了解患者的恢复情况，发现并处理可能出现的并发症和复发情况，调整治疗方案，提高患者的生活质量。

7. 特殊情况的手术治疗

（1）复发性子宫内膜癌的手术治疗：对于复发性子宫内膜癌患者，若复发灶局限且患者身体状况允许，可考虑再次手术治疗。但手术难度和风险均较高，需充分评估患者的综合情况，制订个性化的手术方案。

（2）合并其他疾病的手术治疗：部分子宫内膜癌患者可能合并有其他疾病，如高血压、糖尿病等。这类患者在手术治疗过程中需特别关注，术前需进行充分评估和准备，术中需加强监测和管理，术后需加强护理和随访，以确保手术安全。

（二）放疗

放疗主要用于术后辅助治疗，以降低局部复发风险。对于晚期患者或无法接受手术治疗的患者，放疗也可作为主要的治疗手段。

（三）化疗

化疗主要用于晚期或复发患者的治疗，通过杀灭或抑制肿瘤细胞的生长和扩散，达到控制病情的目的。常用化疗药物有紫杉醇、卡铂等。

（四）激素治疗

激素治疗主要用于晚期或复发患者的姑息治疗，通过调节体内激素水平，减缓肿瘤的生长速度，提高患者的生活质量。特别是部分对激素敏感的晚期或复发子宫内膜癌患者，激素治疗可以作为一种有效的治疗手段。

（五）中医治疗

子宫内膜癌的治疗往往涉及多学科的综合干预。在西医手术、放疗、化疗等常规治疗手段之外，中医药以其独特的理论体系和治疗方法，为子宫内膜癌患者提供了另一种治疗选择。中医强调整体观念，通过辨证施治，调整人体内环境，提高免疫力，从而达到抑制肿瘤生长、缓解临床症状、改善生活质量的目的。

中医认为，子宫内膜癌的发生与人体正气不足、邪气内侵密切相关。正气是人体防御疾病的能力，包括气血、阴阳、脏腑等各方面的生理功能正常。当正气不足时，外邪乘虚而入，或内生痰湿瘀毒，阻滞经络，聚结成块，形成肿瘤。因此，中医治疗子宫内膜癌的基本原则是扶正祛邪，即一边增强人体正气，一边采用活血化瘀、清热解毒、软坚散结等方法，消除或抑制肿瘤的生长。

1. 治疗原则

（1）辨证施治：根据患者的具体病情、体质、舌脉等信息，进行综合分析，制订个性化的治疗方案。

（2）扶正祛邪：在增强人体免疫力的同时，采用不同的方法祛除体内的邪气，即形成肿瘤的原因。

（3）调整阴阳平衡：中医认为，疾病的发生是阴阳失调的结果。通过调整阴阳平衡，可以恢复人体的正常生理功能。

（4）综合治疗：结合中药内服、外敷、针灸、拔罐等多种治疗手段，形成综合治疗体系，提高治疗效果。

2. 辨证论治

子宫内膜癌在中医范畴多归属于“崩漏”“五色带”“癥瘕”等，中医辨证论治如下。

（1）湿热瘀毒证：症见阴道不规则流血，量时多时少，色红质稠，带下量多，色黄如脓，或赤白相兼，质黏腻，有秽臭气，小腹疼痛，脘闷纳呆，大便溏而不爽，舌红、苔黄腻，脉滑数。治法为清热利湿、解毒化瘀 。方用黄连解毒汤合五味消毒饮加减。

（2）痰湿结聚证：症见阴道流血，量或多或少，色淡红，质黏腻，带下量多，色白质稠，形体肥胖，胸腹满闷，呕恶痰多，舌淡胖、苔白腻，脉滑。治法为化痰祛湿、软坚散结。方用苍附导痰丸合海藻玉壶汤加减。

（3）肝肾阴虚证：症见阴道流血，色红量少，腰膝酸软，头晕耳鸣，五心烦热，咽干口燥，盗汗，便秘，舌红少苔，脉细数。治法为滋补肝肾兼清热解毒。方用知柏地黄丸合二至丸加减。

（4）脾肾阳虚证：症见阴道流血，量多、色淡红，质稀，神疲乏力，腰膝酸软，畏寒肢冷，小便频数，纳呆便溏，舌淡胖、苔白润，脉沉细弱。治法为温肾健脾、益气摄血。方用右归丸合举宫丸加减。

3. 中药外用

对于子宫内膜癌患者，外用中药也是一种有效的辅助治疗方式。可以通过中药坐浴、熏洗、外敷等方法，直接作用于肿瘤部位或相关穴位，达到清热解毒、消肿止痛、促进血液循环的目的。外用中药还能减少全身用药的不良反应，提高治疗的针对性和有效性。

4. 针灸拔罐

针灸和拔罐作为中医传统疗法，在子宫内膜癌的辅助治疗中也发挥着重要作用。针灸可以疏通经络、调和气血、扶正祛邪，增强人体的免疫功能；拔罐能活血化瘀、疏通经络、排除湿气，缓解肿瘤引起的疼痛和不适。针灸与拔罐综合应用，可以提高治疗效果，改善患者的生活质量。

六、预防与筛查

（1）避免高危因素：避免长期无孕激素拮抗的雌激素刺激、控制体重、预防代谢综合征等是预防子宫内膜癌的重要措施。对于需要使用雌激素替代疗法的患者，应在医生指导下合理使用，避免不当用药导致的风险。

（2）健康生活方式：保持均衡饮食、适量运动、充足睡眠等健康生活方式有助于降低子宫内膜癌的发病风险。此外，戒烟限酒、避免长期精神压力等也有助于预防疾病的发生。

（3）定期筛查：对于高危人群，如肥胖、高血压、糖尿病等代谢性疾病患者以及有子宫内膜癌家族史的女性，应定期进行子宫内膜癌的筛查。筛查方法包括超声检查、血清肿瘤标志物检测等，必要时还需进行分段诊刮术等检查。

第三节　卵巢癌

卵巢癌是女性生殖系统中最具侵袭性和死亡率较高的恶性肿瘤之一。其发病率虽低于宫颈癌和子宫内膜癌，但因其起病隐匿、进展迅速，常常在被确诊时已处于中晚期，严重威胁着女性的生命健康。卵巢癌可发生于卵巢表面的任何部位，包括上皮性卵巢癌、生殖细胞肿瘤和性索间质肿瘤三大类，其中上皮性卵巢癌最为常见，约占所有卵巢癌的90%。

卵巢癌的发病年龄跨度大，但以中老年女性多见，尤其是绝经后女性。该病不仅影响患者的生理功能，还会对其心理、社交及家庭生活造成深远影响。

一、病因

卵巢癌的确切病因尚未完全明确，但多项研究表明，其发病可能与遗传、内分泌、环境及免疫等多因素相互作用有关。

（1）遗传因素：5%~10%的卵巢癌患者存在明确的家族遗传史，尤其是BRCA1和BRCA2等基因突变，会显著增加卵巢癌的发病风险。

（2）内分泌因素：雌激素、孕激素等性激素水平的异常可能与卵巢癌的发生有关。此外，未生育、不孕、初潮早、绝经晚等因素也被认为与卵巢癌的发病风险相关。

（3）环境因素：长期接触化学物质、辐射、二手烟等环境因素可能增加卵巢癌的发病风险。

（4）免疫因素：免疫系统的异常或缺陷可能导致机体无法有效清除癌变细胞，从而促进卵巢癌的发生和发展。

二、分类

卵巢癌根据起始细胞类型可以分为以下几种主要类型。

1. 上皮性卵巢癌

（1）浆液性癌：最常见的类型，约占所有卵巢癌的70%。

（2）黏液性癌：占10%~20%，这种类型可能与消化系统的癌症有关。

（3）子宫内膜样癌：源自子宫内膜的细胞，占10%~20%。

（4）透明细胞癌：罕见且通常预后较差，占5%~10%。

2. 其他类型

包括性索间质瘤和生殖细胞肿瘤等，较少见。

三、症状

由于卵巢的位置相对隐蔽，早期症状也不典型，甚至可能无明显症状，卵巢癌往往在病情较晚期时才被发现。随着病情的进展，患者可能出现以下症状。

（1）腹部不适或疼痛：表现为下腹部的隐痛或钝痛，有时可放射至腰骶部。

（2）腹胀：由于肿瘤的增长和腹水的形成，患者可出现明显的腹胀感。

（3）腹部肿块：部分患者在体检时可触及下腹部的肿块。

（4）月经不调或绝经后出血：部分患者可出现月经不规律或绝经后阴道出血等症状。

（5）尿频、尿急或便秘：当肿瘤压迫膀胱或直肠时，可引起此类症状。

（6）全身症状：晚期患者可出现消瘦、贫血等恶病质症状。

四、诊断

卵巢癌的诊断依赖于详细的病史询问、体格检查以及对一系列辅助检查的综合分析。

（1）影像学检查：包括B超、CT、MRI等，可发现盆腔内的肿块及其与周围组织的关系，为临床诊断提供重要依据。

（2）血清标志物检测：CA125是最常用的卵巢癌标志物之一。虽然其特异性并非绝对，但在监测病情变化、评估治疗效果及预测复发等方面具有重要意义。此外，HE4等新型肿瘤标志物和ROMA（风险评估模型）也逐渐应用于临床。

（3）细胞学或病理学检查：通过腹腔穿刺、腹水细胞学检查或手术切除的肿瘤组织进行病理学检查，是确诊卵巢癌的金标准。

五、分期与分级

卵巢癌的分期采用FIGO分期系统，根据肿瘤的大小、浸润范围、淋巴结转移及远处转移情况将卵巢癌分为七个分期。分期越早，预后越好。

卵巢癌的分级则依据肿瘤细胞的分化程度进行划分，通常分为 G1、G2、G3 三级，分化程度越低，恶性程度越高，预后越差。

六、治疗

（一）手术治疗

对于早期卵巢癌患者，应争取进行全面分期手术，包括子宫、双附件、大网膜、阑尾及盆腔淋巴结的切除。对于晚期患者，则进行肿瘤细胞减灭术，尽可能切除所有肉眼可见的肿瘤组织。手术治疗可以显著提高患者的生存率。手术的主要目的是尽可能完全切除肿瘤，减少癌细胞残留，从而减少复发的风险。

1.手术类型

（1）单侧卵巢切除术：在卵巢癌早期或局限于一侧卵巢的情况下，切除患侧的卵巢和输卵管。适用于希望保留生育能力的年轻女性，或癌症未扩散至另一侧卵巢时。

（2）双侧卵巢切除术：切除两侧卵巢和输卵管，通常与子宫切除术同时进行，以减少癌症复发的风险。适用于绝大多数卵巢癌患者，特别是癌症已经扩散或有高复发风险的患者。

（3）全盆腔清扫术：除切除卵巢和输卵管外，还包括切除子宫、附近的淋巴结和任何可见的癌症扩散区域。适用于中晚期或广泛扩散的卵巢癌患者。

（4）腹膜去除术：在癌细胞已经扩散到腹膜的情况下，切除腹膜上的所有可见癌症。适用于晚期卵巢癌，或癌症广泛扩散至腹膜时。

2. 术前准备

（1）全面评估：包括详细的身体检查、血液检测（CA125 等标志物）、影像学检查（如 CT、MRI 或 PET-CT），评估癌症的扩散范围。

（2）会诊：与外科医生、麻醉师和其他相关专业人士进行会谈，了解手术过程、潜在风险及术后恢复。

（3）心理准备：对患者进行心理辅导，帮助其理解手术的必要性，调整生活方式。

3. 手术过程

手术通常在全麻下进行，手术时长依据手术类型和癌症扩散的复杂程度而定。医生会尽量切除所有可见的肿瘤组织，同时尽可能保留正常组织。在手术中，可能还会进行冷冻切片检查，以确保切除边缘没有癌细胞。

4. 术后管理

（1）疼痛管理：使用适量的镇痛药物控制术后疼痛。

（2）活动和康复：术后早期进行适度活动，如床上坐起、行走，以促进恢复和减少并发症。

（3）监测并发症：关注手术后可能出现的并发症，如感染、出血、肠梗阻等。

（二）化疗

化疗是卵巢癌治疗的重要组成部分，通过使用化学药物来攻击并杀死癌细胞，阻止其生长和扩散，尤其适用于晚期或手术后的患者。

1. 主要药物

（1）紫杉醇（Paclitaxel）：一种微管稳定剂，通过阻断细胞分裂来抑制癌细胞的生长。

（2）卡铂（Carboplatin）：一种铂类抗癌药物，能与细胞内的DNA形成加合物，阻断DNA的复制和转录，从而诱导癌细胞死亡。

（3）吉西他滨（Gemcitabine）：一种核苷类似物，能够嵌入DNA链中，阻止DNA的合成，还能干扰DNA的修复功能，使DNA链断裂，诱导细胞凋亡。

（4）顺铂（Cisplatin）：另一种铂类抗癌药物，与卡铂类似，具有高效的抗癌活性。

2. 化疗方案

（1）帕博利珠单抗和卡铂联合方案：这是一种标准的化疗方案，通常用于初治或复发的卵巢癌患者。

（2）顺铂和吉西他滨联合方案：适用于对初步治疗有抵抗性的复发患者。

3. 周期与剂量

化疗通常按周期进行，每个周期3~4周，具体的化疗方案、剂量和周期长度需根据患者的病情、前期治疗反应及身体状况来制订。

4. 不良反应管理

化疗虽有效，但也可能引发一系列不良反应。

（1）恶心和呕吐：可使用抗呕药物如昂丹司琼（Ondansetron）进行缓解。

（2）脱发：可能是暂时的，治疗结束后头发可以再生。

（3）骨髓抑制：会造成白细胞、红细胞和血小板减少，需定期监测血液指标。

（4）神经毒性：如手脚麻木，可能需要调整药物剂量或更换药物。

5. 评估和监控

在化疗期间，通过影像学检查（如CT扫描）和CA125水平测试来评估治疗效果和病情进展。根据反应情况，医生可能会调整治疗方案。

6. 针对特定人群的化疗策略

对于 BRCA 突变或同源重组修复缺陷(HRD)阳性的患者,PARP 抑制剂可以用作维持治疗,以提高治疗效果,延长无病生存期。

(三)靶向治疗

近年来,随着对卵巢癌分子机制研究的深入,靶向治疗逐渐成为研究热点。它针对癌细胞的特定分子和通路,能够精确打击肿瘤细胞,同时尽量减少对正常细胞的影响。靶向治疗在卵巢癌中主要应用于晚期或复发性病例,尤其是在传统手术和化疗无法完全控制疾病的情况下。

靶向治疗的选择通常基于患者的特定遗传标记和肿瘤的生物学特性。治疗前通常需要进行广泛的分子和遗传测试来确定患者是否适合某种药物。此外,靶向治疗虽然针对性强,但也可能引起某些不良反应,如皮肤反应、高血压、疲劳等,需要在医生的指导下进行管理。

靶向治疗为卵巢癌患者提供了更为个性化的治疗方案,有助于改善其生存质量和预后,但同时也带来了新的挑战,如药物选择、不良反应管理以及成本问题。随着研究的深入和新药物的开发,靶向治疗的应用范围和效果预计将进一步提高。

1. 聚 ADP- 核糖聚合酶(PARP)抑制剂

PARP 抑制剂是一类靶向药物,用于治疗 BRCA1 或 BRCA2 基因突变的卵巢癌患者。这些基因突变降低了细胞修复 DNA 损伤的能力,而 PARP 抑制剂通过进一步抑制 DNA 的修复过程,导致癌细胞无法存活。常用药物有:奥拉帕利(Olaparib),适用于 BRCA 突变的复发性卵巢癌患者;尼拉帕利(Niraparib),

可作为维持治疗,用于化疗后的卵巢癌患者;卢卡帕利(Rucaparib),同样用于BRCA突变和高度同源重组修复缺陷(HRD)阳性的卵巢癌患者。

2. EGFR抑制剂

EGFR是一种跨膜蛋白受体,在许多类型的癌症中过度表达,促进了肿瘤细胞的生长和存活。尽管在治疗卵巢癌时EGFR抑制剂的效果有限,但在某些病例中仍然可作为一种治疗选项。如吉非替尼(Gefitinib),在一些临床试验中被用于治疗卵巢癌。

3. 血管生成抑制剂

肿瘤需要血管来提供营养和氧气,这类药物是通过抑制肿瘤血管的形成来限制肿瘤的生长。如贝伐单抗(Bevacizumab),是一种广泛用于多种癌症的单克隆抗体,用于阻断血管内皮生长因子(VEGF),从而抑制肿瘤血管生成;帕唑帕尼(Pazopanib),是一种多靶点酪氨酸激酶抑制剂,能够靶向针对多种与血管生成和肿瘤生长相关的通路。

(四)免疫治疗

免疫治疗作为新兴的治疗手段,旨在激活或增强患者自身的免疫系统,以识别和消灭癌细胞,也在卵巢癌的治疗中展现出潜力。

1. 免疫检查点抑制剂

免疫检查点是免疫系统中的一种机制,可以防止免疫系统对正常细胞进行攻击。癌细胞可以利用这些机制来逃避免疫系统的监视。免疫检查点抑制剂通过阻断这些机制,使免疫系统能够更有效地识别和攻击癌细胞。常用药物有:帕博利珠单抗(Pembrolizumab),针对PD-1蛋白,用于治疗微卫星不稳定性高或不匹配修复缺陷的晚期卵巢癌；纳武利尤单抗（Nivolumab），是针对 PD-1 的抑制剂，已在治疗其他类型的癌症中显示出效果，正在进行卵巢癌临床试验。

2. 癌症疫苗

癌症疫苗旨在引导免疫系统识别和攻击特定的癌细胞。这些疫苗通常包含癌细胞特有的抗原，使免疫系统能够学习如何识别和消灭它们。个体化癌症疫苗是基于患者特定肿瘤的特征进行设计的，目标是增强对这些特定癌细胞的免疫反应。

3. CAR-T 细胞疗法

CAR-T 细胞疗法涉及从患者体内提取 T 细胞，然后在实验室中改造这些细胞，使其能够识别并攻击癌细胞。改造后的细胞被重新注入患者体内，以期消灭癌细胞。针对卵巢癌的 CAR-T 细胞疗法正在研究阶段，旨在找到有效的靶点并验证其安全性和有效性。

4. 免疫调节剂

除了上述治疗方法外，还有免疫调节剂，如细胞因子和其他可以调节免疫反应的药物，用以增强免疫系统对癌症的反应。白介素和干扰素是自然产生的免疫调节剂，也可以作为治疗药物使用，帮助增强免疫反应。

（五）中医治疗

中医认为卵巢癌的病机主要为肝郁气滞、湿热蕴结、瘀血内阻、脾肾虚弱等。这些病机在体内相互作用，长期累积，最终形成恶性肿瘤。中医治疗卵巢癌主要遵循辨证论治的原则，通过调整体内的阴阳平衡，扶正祛邪，以达到抑制肿瘤生长、缓解症状、提高生活质量和延长生存期的目的。

1. 病因病机

（1）肝郁气滞：情绪不畅导致肝气郁结，气机不畅，久而久之形成瘀血，血瘀阻滞日久可形成瘤块。

（2）湿热蕴结：不良饮食习惯或体内湿热过重，湿热蕴积下焦，与瘀血相结合，导致病变。

（3）瘀血内阻：长期瘀血阻塞不通，可导致气血运行不畅，形成肿瘤。

（4）脾肾虚弱：肾为先天之本，脾为后天之本，脾肾虚弱则精血生化无源，抵抗力下降，易形成或加重病变。

2. 辨证论治

根据患者的具体证型选用适合的方剂。如脾肾两虚，外感风寒的患者，可用玉屏风散加味；血瘀证的患者可用桃红四物汤加减，活血化瘀、调和气血；内有湿热、气阴两虚的患者可用白虎加人参汤。

3. 治疗方法

（1）口服中药：根据患者的辨证结果，配制对证的中药方剂，长期坚持服用。

（2）针灸：通过刺激特定穴位，调节气血，改善身体状态。

（3）拔罐：用于促进局部血液循环，缓解症状。

（4）推拿按摩：改善身体功能，增强体质。

七、预防与筛查

尽管卵巢癌的确切预防策略尚未明确，但通过一些生活方式的调整和定期筛查，可以在一定程度上降低其发病风险。

（1）健康的生活方式：保持均衡的饮食，多摄入富含维生素和矿物质的食物，减少高脂肪、高糖和高盐食物的摄入。适量运动，保持健康体重，避免肥胖。戒烟限酒，避免长期接触有害的化学物质和辐射。

（2）遗传咨询与基因检测：对于有卵巢癌家族史的女性，建议进行遗传咨询和 BRCA1/2 等基因的突变检测。根据检测结果，可制订个性化的健康管理计划，包括定期筛查或预防性手术。

（3）定期筛查：对于一般风险人群，目前尚无明确的卵巢癌筛查指南。然而，对于高风险人群（如有明确家族史、BRCA 基因突变者等），可考虑进行定期经阴道超声和 / 或血清 CA125 检测作为筛查手段。但需要注意的是，这些筛查方法的敏感性和特异性有限，可能无法发现所有早期卵巢癌病例。

参考文献

[1] 曹晓辉，尹旭，白健，等 . 超声联合血清性激素检查对女童性早熟的鉴别诊断价值 [J]. 疑难病杂志，2022，21（5）：480–484.

[2] 张国风 . 母乳性黄疸的鉴别诊断 [J]. 中国实用儿科杂志，2001（3）：131–132.

[3] 张淑琴，蔡宝萍 . 新生儿常见疾病诊疗手册 [M]. 北京：人民卫生出版社，2004.

[4] 杜立中 . 新生儿青紫的鉴别诊断 [J]. 中国实用儿科杂志，2001（3）：129–131.

[5] 单若冰 . 儿童保健与儿科常见疾病诊治 [M]. 北京：人民军医出版社，2007.

[6] 江忠，宫琦 . 简明儿科常见疾病诊疗及护理 [M]. 上海：同济大学出版社，2014.

[7] 杨朝梅，王琪 . 温热法在妇科常见疾病的辨治探微 [J]. 实用妇科内分泌电子杂志，2020，7（10）：57–58.

[8] 朱兰 . 妇产科常见疾病的临床用药 [M]. 北京：人民卫生出版社，2011.

[9] 陈亚慧，王亚楠，王琳，等 . 501 例腹壁子宫内膜异位症相关临床因素分析 [J]. 现代妇产科进展，2023，32（10）：768–771.

[10] 曹泽毅 . 妇科常见肿瘤诊治指南 [M].2 版 . 北京：人民卫生出版社，2007.